KB066994

그림으로 재미있고 알기 쉽게 풀이한

담배보다 해로운
미세먼지

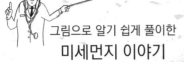

그림으로 알기 쉽게 풀이한
미세먼지 이야기

담배보다 해로운
미세먼지

글/그림 홍동주

우리는 지금 담배보다 더 해로운
미세먼지를 매일 들이 마시고 있다.

담배는 끊을 수도 피할 수도 있지만,
미세먼지는 피할 수 없다!

미세먼지 매우 나쁨 단계에서
1시간 외출하여 노출되는 것은
밀폐공간에서 담배연기를 1시간 24분!
디젤차(경유) 매연 3시간 40분과 같다.

아름다운사회
Beautiful Society

미세먼지,
담배보다 해롭다

조용하지만 거칠게 파고드는 미세 먼지의 공세가 갈수록 맹렬해지고 있습니다. 우리는 과거에 경험해본 적 없는 환경에 적응하느라 분주하지만, 적응은커녕 앞날이 걱정스럽기만 합니다. 맑은 날은 가뭄에 콩 나듯 하고 거의 언제나 미세먼지가 떠도는 날과 함께 하루하루를 보내고 있기 때문입니다.

이 책은 지금 우리에게 환경적 재앙을 떠안기는 미세먼지를 다루고 있으며 동시에 병들고 있는 우리의 세포 이야기이기도 합니다.

새로운 재앙 미세먼지

사실 '먼지'는 자연의 일부입니다. 그래서 적당한 먼지는 오히려 면역력을 높여주어 몸에 이롭습니다. 재미있게도 면역은 그 먼지를 예행연습용으로 사용합니다.

그렇지만 지금의 미세먼지는 그 양도 엄청나고 질적인 면에서도 이로울 것이 없습니다. 자연의 미세먼지가 아닌 인공의 석유화학 산화물로 가득 차 있기 때문입니다. 이것이 몸속에 들어오면 해결할 방법이 없습니다. 안타깝게도 우리 몸에는 이것을 배출해줄 효소나 생리물질이 없기 때문입니다.

인류의 번영을 위해 사용하는 이들 물질이 죽음의 그림자로 다가와 우리에게 살인자 노릇을 하고 있으며, 문제는 앞으로 미세먼지의 폐해가 더 심해질 거라는 데 있습니다.

미세먼지가 지금처럼 일상적으로 발생하는 데는 여러 가지 이유가 있습니다. 그중 하나는 지구가 낡았다는 사실입니다. 지구가 많이 녹슨 것입니다.

지구가 낡았다는 것은 정화 능력을 잃었음을 의미합니다. 미세먼지가 발생하는 지역은 대체로 물이 부족하거나 메말라 있습니다. 그런 환경에서는 식물이 살 수 없고 다른 생명체도 존속하기 어렵습니다. 여기에는 강우량 문제도 있지만 가장 큰 원인은 환경 파괴입니다.

물이 없는 지역을 우리는 흔히 '죽음의 땅'이라고 부릅니다. 건조할 때 우리가 물을 뿌리는 이유는 먼지가 일기 때문입니다. 마찬가지로 물이 없는 지역에서는 먼지가 일어납니다. 그 먼지는 바람을 타고 날아다니다가 대기 중에서 산업 폐기물, 자동차 매연, 가정용 가스 및 요리 등으로 발생한 수많은 인공 먼지들과 합세합니다.

그러한 미세먼지가 아무런 방해도 받지 않고 인체 내로 들어옵니다. 이것은 호흡기를 통해 전신으로 운반되어 담배보다 더 해로운 영향을 끼칩니다. 담배는 20년 정도 하루 두 갑 이상을 피워야 악영향의 결과가 나타나지만, 미세먼지는 일주일 내에 몸의 이상 신호를 감지할 수 있습니다.

그 책임은 전적으로 인류에게 있습니다. 여하튼 우리는 지금 새로운 재앙으로 등장한 환경 미세먼지와 일전을 벌여야 할 처지에 놓여 있습니다. 안됐지만 이것은 이미 인류가 지는 쪽으로 결판이 난 싸움입니다. 단지 누가 건강을 덜 잃느냐 하는 최종 판결만 남았을 뿐입니다.

그 싸움은 인류가 먼저 걸었습니다. 지금은 그에 대응해 미세먼지가 인류에게 책임을 묻고 있는 형국입니다. 만약 우리가 그 책임을 회피하려 한다면 미세먼지는 지속적으로 인류에게 더한 공습을 가할 것입니다.

미세먼지가 인체에 끼치는 영향

　인체 세포는 매일 몸속으로 조용히 스며드는 미세먼지로 몸살을 앓고 있습니다. 이러한 미세먼지는 일반 먼지와 달리 그 입자가 매우 작기 때문에 세포 속까지 침투해 세포 기능을 마비시킵니다.

　세포는 매일매일 수많은 영양소를 필요로 합니다. 생명 연장과 종족 보존을 위해 그 영양소들을 에너지로 전환하는 것이 세포가 하는 일입니다. 이 작용을 하려면 반드시 산소가 있어야 합니다.

　산소는 공기 중에서 커다란 비중을 차지하는 원소로 약 21퍼센트에 해당합니다. 몸에서도 무려 65퍼센트를 차지합니다. 우리는 음식을 먹지 않아도 40일 정도는 버틸 수 있습니다. 물론 이것은 인체에 저장해둔 에너지를 사용하기 때문입니다.

　또한 우리는 물을 마시지 않고 일주일까지 버틸 수 있지만 산소는 단 3분만 끊겨도 생명을 잃습니다. 심지어 잠을 자면서도 필요한 것이 산소입니다. 이처럼 중요한 산소 공급을 가로막아 인체에 절대적으로 필요한 산소의 부족 및 결핍을 유발하는 주범이 바로 미세먼지입니다. 산소 부족은 대사증후군(代謝症候群/Metabolic Syndrome)을 초래하고 이것은 심장에 부담을 주어 전신 혈액순환장애를 일으킵니다.

　우리 몸의 적혈구는 체내에서 산소를 운반합니다. 그런데 우리 몸에 미세먼지가 들어오면 적혈구가 세포에 미세먼지를 운반하는 처지로 전락합니다.

20대의 젊은이는 몸속 산소포화도(酸素飽和度, Oxygen Saturation)가 100퍼센트에 가까울 정도로 아주 좋습니다. 하지만 미세먼지는 나이를 불문하고 몸속 산소포화도의 양을 떨어뜨립니다. 양도 양이지만 질적인 면에서도 몹시 형편없게 만들어버립니다. 질적으로 형편없는 이 산소는 곧바로 뼈에 있는 골수에 영향을 미칩니다.

골수는 대표적으로 세 가지를 생산하는데 그것은 바로 세포, 혈액, 면역입니다. 가령 면역은 하루 약 1,000억 개를 생산합니다. 문제는 미세먼지 탓에 이들 중에서 불량품이 쏟아져 나온다는 데 있습니다. 혈액은 말할 것도 없고 골수가 생산한 세포도 손상되어 있습니다.

이것은 나중에 암으로 바뀌어 우리에게 고통을 안겨줍니다. 이 모든 것은 미세먼지가 골수에 영향을 끼친 결과입니다. 골수의 원료인 영양과 산소 부족이 악순환을 유발하는 것입니다.

특히 미세먼지를 처리하는 면역 중 과립구와 대식세포가 제 기능을 수행하지 못하면 몸에 계속 해서 미세먼지가 쌓입니다. 그 미세먼지는 혈액을 타고 돌아다니다가 골수에까지 이르고 그것이 골수의 생산 공정에 나쁜 영향을 끼칩니다.

이때 골수가 생산한 불량품으로 인해 우리 몸은 부실해지고 심하면 병원 침대에 눕고 맙니다. 미세먼지가 인체에 미치는 영향은 생각보다 심각합니다. 우리가 지금 그런 환경 아래 살고 있다는 사실을 인지해야 합니다.

안전한 미래를 위해

최소한의 노력으로 최대의 결과를 만들어내기 위해 국가와 개인이 환경을 관리하긴 하지만, 실은 경제적 이익 앞에서 모두가 한 걸음 뒤로 물러나는 경우가 많습니다.

이것이 현재는 물론 미래마저 불안하게 만들고 있습니다. 환경을 위해서는 경제성장을 늦춰야 하는데 실제로 이런 상황을 원하는 사람은 거의 없습니다. 우리가 안전한 미래를 약속하기 어려운 이유가 여기에 있습니다. 미래는 우리가 생각하는 것보다 훨씬 더 좋지 않은 방향으로 흘러갈 확률이 높습니다.

세계는 기후 협약을 충실히 이행하는 한편 배출가스에 세금과 부담금을 부과하려 합니다. 미세먼지가 일어나는 지역에 나무를 심고 초목을 조성하는 노력을 기울이기도 합니다. 자동차 10부제나 5부제를 시행하는 나라도 있습니다. 배출 기준은 갈수록 엄격해지고 있지요. 이처럼 모두들 후손에게 지금보다 더 나은 미래를 물려주기 위해 각고의 노력을 기울이고 있습니다.

경제협력개발기구(OECD) 보고서에 따르면 한국은 대기오염으로 인한 조기 사망자가 이미 1만 7,000명 수준이고, 이것이 2060년이면 5만 2,000명에 달할 것이라고 합니다. 한마디로 이것은 재난 상황입니다. 이미 많은 전문가들이 미세먼지와 전쟁을 치러야 한다고 목소리를 높이고 있습니다.

지금까지 수많은 전쟁 선포가 있었습니다. 이를테면 암과의 전쟁, 비만과의 전쟁 등이 있었지요. 그리고 지금은 화두가 미세먼지와의 전쟁입니다. 그만큼 미세먼지의 폐해가 심각한 수준을 넘어섰습니다. 이에 따라 정부는 미세먼지가 심할 경우 예·경보 시스템을 기준보다 강화하고, 차량 2부제를 실시하는 동시에 대중교통 요금을 받지 않겠다는 정책을 내놨습니다.

개개인 역시 미세먼지를 극복하기 위해 노력해야 합니다. 매일 발생하는 미세먼지의 폐해에서 벗어나기 위한 방법을 찾아야 하는 것입니다. 나아가 공동체의 움직임에도 적극 동참해야 합니다.
가급적 미세먼지 흡입을 최소화할 모든 방법을 동원하십시오. 또한 몸속에 쌓인 미세먼지를 밖으로 배출하기 위한 노력도 필요합니다. 개개인의 건강은 결국 각자 지켜야 하므로 각고의 노력을 기울여야 합니다.
우리는 이미 미세먼지로 뒤덮인 환경에서 살고 있습니다. 나와 내 가족의 안녕을 담보하려면 피해를 최소화할 방법을 찾아야 합니다. 어떻게 대응하느냐에 따라 미래 건강에 커다란 차이가 나타날 것입니다.

차 례

제3장 대기오염의 종류와 해(害)

66

새롭게 등장한 미세먼지가
우리의 일상과 삶, 건강에 좋지 않은 영향을 끼치고 있습니다.
대체 어떤 영향을 주기에 우리가 매일 미세먼지와
전쟁을 치르듯 경계하는 것일까요?

99

제1장

그림으로 보는
미세먼지 이야기

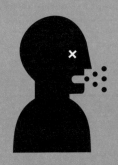

미세먼지는 대기오염을 유발하는 요소 중 하나입니다. 어쩌면 미세먼지는 대기오염을 일으키는 주범일지도 모릅니다. 미세먼지가 날아다니다가 배출가스, 중금속, 황사 등과 뭉친 상황에서 습도를 만나면 치명적으로 돌변합니다.

우리가 미세먼지에 적절히 대응해야 하는 이유가 여기에 있습니다. 미세먼지를 가볍게 생각했다가는 건강에 큰 문제가 발생할 수 있습니다. 먼저 미세먼지가 무엇인지 파악하고 장기적인 관점에서 대응책을 마련해야 합니다.

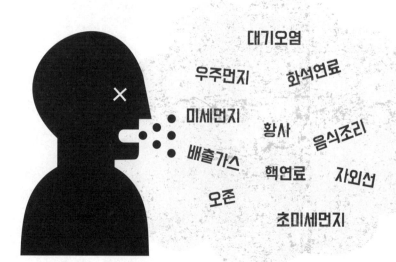

미세먼지의 종류

2 미세먼지의 크기와 농도

　미세먼지는 아주 고운 밀가루보다 작아 눈에 잘 보이지 않습니다. 이 미세먼지는 맑은 날에도 존재합니다. 그런데 우리가 매일 이것을 조금씩 마시면 몸에 쌓입니다.

◆ 미세먼지(크기 PM 10 이하, 단위 ㎍/㎥, 24시간 기준)

좋음	보통	나쁨	매우 나쁨
~30	~80	~150	151~

미세먼지 '경계 단계' 기준(24시간 평균)

한국	WHO	미국	일본	중국	EU
100	50	150	100	150	50

◆ 초미세먼지(크기 PM 2.5 이하, 단위 ㎍/㎥, 24시간 기준)

좋음	보통	나쁨	매우 나쁨
~15	~50	~100	101~

◆ 황사(크기 20㎛ 이하, 단위 ㎍/㎥, 24시간 기준)

좋음	보통	나쁨	매우 나쁨
~199	~399	~799	800~

◆ 자외선(단위 ppm, 1시간 기준)

낮음	보통	높음	매우 높음	위험
~2	~5	~7	~10	11~

◆ 오존(단위 ppm, 1시간 기준)

좋음	보통	나쁨	매우 나쁨
~0.030	~0.090	~0.150	0.151~

3 담배보다 해로운 미세먼지

    미세먼지는 담배보다 치명적입니다. 담배는 스스로 끊거나 피할 수 있습니다. 하지만 대기 속에 숨어 있는 미세먼지는 달리 피할 방법이 없습니다. 우리는 공기로 호흡하며 살아야 하기 때문입니다.

담배는 끊거나 피할 수 있지만 미세먼지는 피할 수 없다!

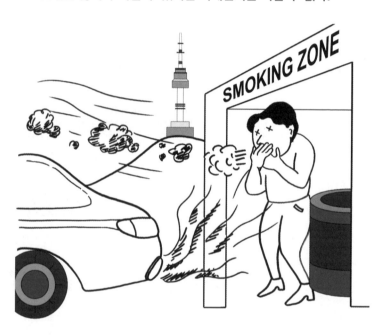

▲ 미세먼지 수치가 매우 나쁨 단계인 160㎍/㎥일 때, 1시간 외출은 밀폐된 공간에서 담배연기를 1시간 24분 들이마시는 것, 디젤차(경유) 매연에 3시간 40분 노출되는 것과 같다!

4 산소를 차단하는 미세먼지

　우리가 호흡할 때 몸으로 유입되는 것 중 80퍼센트는 산소입니다. 나머지는 물과 영양이지요. 이처럼 많은 공기 속 산소는 몸에서 에너지를 만들어내는 근원입니다. 그런데 미세먼지는 산소를 차단해 산소 부족을 초래합니다.

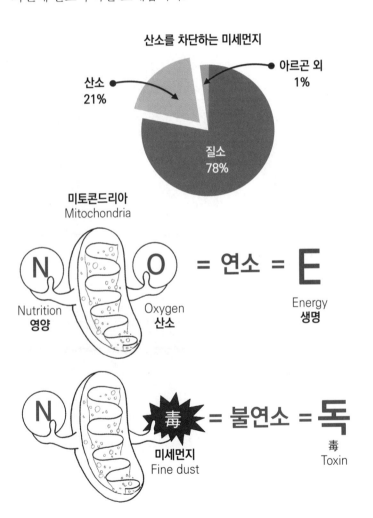

산소를 차단하는 미세먼지

산소 21%
아르곤 외 1%
질소 78%

미토콘드리아
Mitochondria

N = 연소 = E
Nutrition 영양　Oxygen 산소　Energy 생명

N 毒 = 불연소 = 독
미세먼지 Fine dust　毒 Toxin

5 염증을 일으키는 미세먼지

미세먼지는 몸에서 염증을 일으키는데 염증 반응은 건강에 치명적입니다. 체내에 염증이 있는 한 몸은 건강할 수 없습니다. 몸에서 염증을 완전히 제거해야 진정한 치료라고 할 수 있습니다.

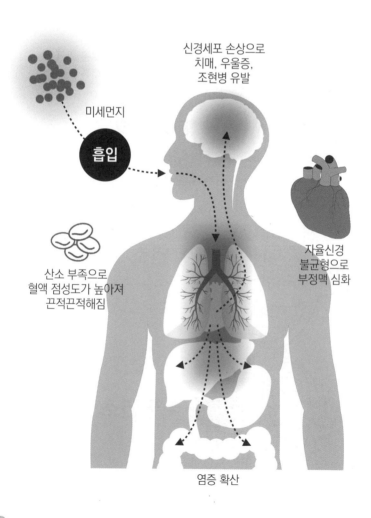

신경세포 손상으로
치매, 우울증,
조현병 유발

미세먼지

흡입

자율신경
불균형으로
부정맥 심화

산소 부족으로
혈액 점성도가 높아져
끈적끈적해짐

염증 확산

6 질병에 깊이 관여하는 미세먼지

　미세먼지는 여러 가지 질병을 일으킵니다. 이제 우리는 미세먼지 때문에 발생하는 질환과 새로운 전쟁을 치러야 합니다. 이미 미세먼지는 대부분의 질병에 관여하고 있습니다. 문제는 그것을 막을 방법이 딱히 없다는 데 있습니다.

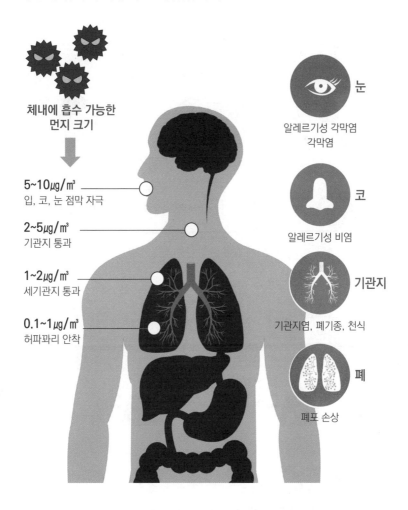

체내에 흡수 가능한
먼지 크기

5~10μg/㎥
입, 코, 눈 점막 자극

2~5μg/㎥
기관지 통과

1~2μg/㎥
세기관지 통과

0.1~1μg/㎥
허파꽈리 안착

눈
알레르기성 각막염
각막염

코
알레르기성 비염

기관지
기관지염, 폐기종, 천식

폐
폐포 손상

? 미세먼지에 따른 정부 정책

　정부가 미세먼지 대책 마련에 부심하고 있습니다. 미세먼지가 국민 건강과 나라의 안녕 유지에 큰 영향을 미친다는 것을 인식했기 때문입니다. 미세먼지로 발생하는 사회간접비용이 늘어나기 전에 대책을 세우는 것은 당연한 일입니다.

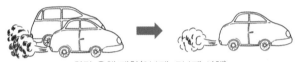

차량 운행 제한(2부제, 5부제 시행)

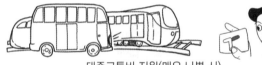

대중교통비 지원(매우 나쁨 시)

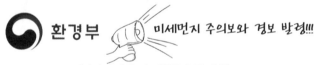

미세먼지 발령 경보(행동 요령 지침)

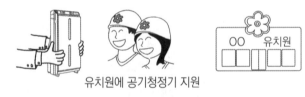

유치원에 공기청정기 지원

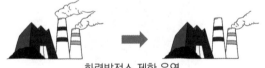

화력발전소 제한 운영

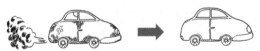

낡은 차량 교체 지원(경유차 → 휘발유차)

8 미세먼지에 대응하는 방법

우리는 여러 가지 방법으로 미세먼지에 대응할 수 있습니다. 이것은 개개인의 관심과 노력으로도 가능합니다. 미세먼지를 피할 방법은 없으나 덜 해롭게 할 방법은 많이 있습니다.

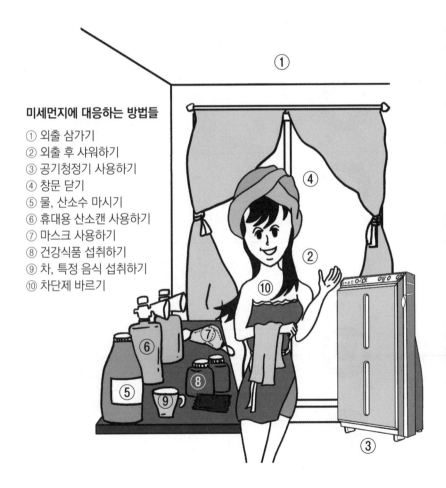

미세먼지에 대응하는 방법들

① 외출 삼가기
② 외출 후 샤워하기
③ 공기청정기 사용하기
④ 창문 닫기
⑤ 물, 산소수 마시기
⑥ 휴대용 산소캔 사용하기
⑦ 마스크 사용하기
⑧ 건강식품 섭취하기
⑨ 차, 특정 음식 섭취하기
⑩ 차단제 바르기

몸 안에 쌓인 미세먼지를 해결하는 방법으로 해독(Detox)이 있습니다. 인체에는 아홉 종류의 해독기관이 있습니다. 이러한 기관은 매일 쉬지 않고 몸을 청소합니다. 디톡스는 3일 동안 하는 것이 좋습니다. 이는 아기가 태어났을 때 자연적인 해독 과정을 거쳐 엄마젖이 3일 후에 분비되는 원리와 같습니다.

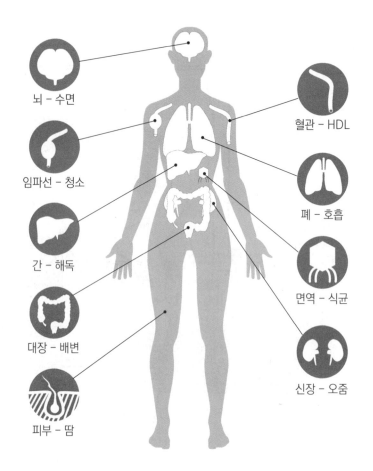

뇌 – 수면

임파선 – 청소

간 – 해독

대장 – 배변

피부 – 땀

혈관 – HDL

폐 – 호흡

면역 – 식균

신장 – 오줌

10 미세먼지 대청소

해독은 집을 청소하는 것이나 마찬가지입니다. 봄이 오면 우리는 창문을 활짝 열고 구석구석 쌓인 먼지를 깨끗이 털어냅니다. 집을 대청소하듯 우리 몸도 늘 청소를 해야 합니다. 마음까지 청소할 수 있다면 금상첨화겠지요.

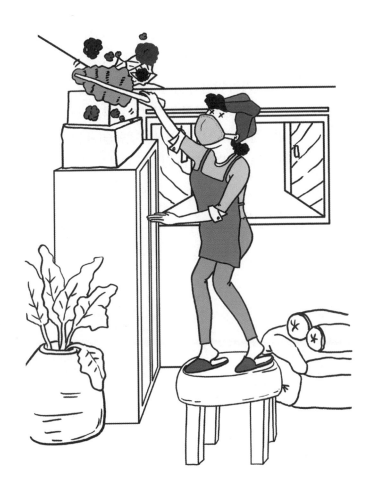

66

대기의 반란이 심상치 않습니다.
대기가 이토록 강하게 반란을
일으킬 거라곤 미처 예상치 못했습니다.
현재로서는 특별히 좋은 방법이 없어 보입니다.

99

제2장

대기의 반란

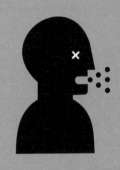

1 좋은 공기

우리가 숨을 쉬는 이유는 공기 속의 질소와 산소를 얻기 위해서입니다. 이 중 산소는 생명 활동에 반드시 필요한 성분으로 몸 안에서 열량 영양소를 에너지로 만드는 데 키(Key) 역할을 합니다. 산소 부족은 연소율은 낮추는 반면 활성산소율은 높여 몸을 아프게 만듭니다.

간혹 아토피에 걸린 사람이 캐나다나 뉴질랜드로 이민을 가기도 하는데, 이는 그곳의 공기가 좋아 아토피가 자연 치료되기 때문입니다. 이것이 바로 공기 속 산소의 힘입니다. 하지만 한국에 돌아오면 다시 아토피가 발생합니다. 이것 역시 산소의 영향입니다.

이처럼 착한 산소, 나쁜 산소는 공기의 질에 따라 달라집니다. 좋은 공기란 양질의 산소가 풍부하게 들어 있고 다른 불순물이 전혀 섞이지 않은 것을 말합니다. 이렇게 좋은 공기는 원활한 신진대사를 도울 뿐 아니라 음이온이 풍부해 산성화한 몸을 알칼리성으로 전환해 줍니다.

예를 들어 적도지방의 인간 수명은 약 50세, 온대지방은 70세, 한대지방은 85세로 나타나는데 이는 공기의 팽창으로 음이온에 차이가 생기기 때문입니다. 추운 지방일수록 공기의 질이 좋고 음이온이 많이 발생합니다.

좋은 공기란 한마디로 산소가 풍부한 공기를 말합니다. 공기 중의 산소는 21퍼센트로 정해져 있으나 도시에 살면 절대적으로 산소 부족을 겪습니다. 안됐지만 산소 부족은 모든 질병의 원인으로 작용합니다. 일반적으로 20퍼센트 이하 산소 부족은 집중력 저하, 구토, 급격한 피로감, 매번 반복되는 하품 등의 현상으로 나타나며 심하면 암으로 발전합니다. 8퍼센트 이하 산소 부족 상태에 7분간 노출되면 사망에 이릅니다.

대도시에 사는 우리는 평균 약 15퍼센트의 산소만 얻습니다. 반면 우거진 숲이나 폭포수 근처에 가면 풍부한 산소를 얻을 수 있습니다. 이는 산소의 양이 21퍼센트를 넘어선다는 의미입니다. 산소가 풍부한 곳에 가면 흔히 머리가 맑아지고 정신이 또렷해지는 현상을 경험합니다. 암환자가 물 맑고 공기가 좋은 곳으로 거처를 옮기는 이유가 여기에 있습니다. 좋은 산소는 분명 좋은 치료제입니다.

우리 몸에는 전신에 혈액을 보내는 대동맥(Aorta)이 있습니다. 이것의 더 정확한 의미는 '산화된 혈액을 하반신으로 보내는 큰 혈관(Oxygenated Blood to Lower Body)'입니다. 이것은 혈액을 통해 산소를 공급한다는 뜻입니다.

산소는 인체의 생명 유지 및 연장에서 가장 중요한 핵심 요소입니다. 따라서 건강을 유지하려면 반드시 좋은 산소, 건강한 산소와 접해야 합니다. 안타깝게도 현실적으로 맑은 산소를 접하려면 좀 더 자연적인 곳으로 여행을 가거나, 좋은 산소가 나오는 산소 발생기와 오염된 공기를 청소하고 좋은 공기를 내보내는 청정기를 사용하는 수밖에 없습니다.

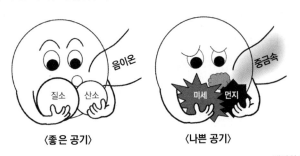

〈좋은 공기〉　　　　〈나쁜 공기〉

2 나쁜 공기

　나쁜 공기란 공기 중에 산소의 양이 적은 반면 산소가 제 역할을 하지 못하도록 막는 불순물은 많은 공기를 말합니다. 특히 미세먼지 같은 대기오염 물질이 공기와 혼합되어 인체 내로 들어오면 폐는 적혈구에 산소와 불순물을 섞어 함께 실어 나르게 합니다.

　이러한 불순물은 대부분 중금속이기 때문에 적혈구는 불순물의 무게에 짓눌려 제대로 운행하지 못합니다. 결국 이것은 혈관에 달라붙고 혈관 내에서 혈전을 만들어냅니다. 그리고 혈관 내의 혈전은 당뇨, 고혈압, 신장병, 치매 등의 원인으로 작용합니다.

　미세먼지는 어느 한정된 장소에서만 날리는 것이 아닙니다. 온 대기를 감싸는 미세먼지는 구석구석 침투해 산소의 질을 급격히 떨어뜨리고 이는 모든 사람에게 고통을 안겨줍니다. 시골이라고 해서 안심하거나 숲 속에 산다고 안전할 거라고 생각하는 것은 착각입니다.

　미세먼지로 뒤덮인 나쁜 공기는 어디든 침투하기 때문에 어느 지역에 있든 그건 중요하지 않습니다. 중요한 것은 미세먼지로부터 내 몸을 안전하게 방어하고 보호할 준비 태세를 갖췄는가 하는 점입니다. 대한민국은 갈수록 중국발 황사와 대기오염, 국내의 환경적 문제로 미세먼지의 양과 농도가 더욱 심해질 것입니다.

　더 좋아지거나 환경이 나아질 거라는 생각은 버려야 합니다. 이제는 나쁜 공기 속에서 어떻게 건강을 유지하고 관리하느냐 하는 일만 남았을 뿐입니다. 지혜를 모아 좀 더 안전한 삶을 위해 올바른 선택을 해야 합니다. 이전보다 나쁜 공기가 우리를 더욱 괴롭힐 것이기 때문입니다.

3 산업화의 부산물 미세먼지

나쁜 공기가 생성된 근본 원인은 산업 발달과 함께 늘어난 부산물에 있습니다. 인류가 화석연료를 사용하기 시작한 순간부터 공기는 위협을 받았지요. 선진국들이 철강 산업으로 세계를 주름잡던 시절, 화석연료 사용은 필수불가결한 일이었습니다. 물론 화석연료는 여전히 전 세계 산업의 굳건한 토대로 자리 잡고 있습니다.

사실 화석연료가 배출하는 부산물은 공기의 적(敵)입니다. 하지만 인류는 번영을 추구하고 패권 다툼을 벌이며 화석연료 사용을 계속 늘려왔습니다. 결국 화려한 번영의 이면에 자동차 배기가스부터 산업화의 꽃인 굴뚝 연기까지 온갖 부산물이 넘쳐나면서 우리의 건강을 위협했지요.

오염된 대기 속 검은 물질의 정체는 황산화물과 질소산화물을 비롯해 철, 니켈, 카드뮴, 납 같은 중금속입니다. 이러한 독성물질이 미세먼지와 함께 뭉쳐서 생명체에 위협을 가하고 있는 것입니다. 특히 황산화물은 산성비의 주범으로 식물의 엽록소를 파괴해 말라죽게 하는 치명적 물질입니다. 그리고 질소산화물은 오존 파괴의 주범으로 피부질환의 원인입니다. 이들 물질이 호흡기를 통해 체내에 유입되고 있습니다.

황산화물
질소산화물
중금속(철, 니켈, 카드뮴, 납)

※ 이 검은 물질의 정체는 산성비의 주범으로 토양을 오염시켜 식물을 죽이고 호흡기질환을 비롯해 심장발작을 일으킵니다.

4 물 부족과 미세먼지

해마다 봄철이면 매스컴에서 가뭄을 걱정하는 이야기가 흘러나옵니다. 사실 대한민국은 물 부족 국가입니다. 단지 우리가 물의 귀중함을 인식하지 못하고 안이하게 펑펑 써왔을 뿐이지요.

물이 마르고 가뭄이 극심해지면 먼지가 더 많이 일어납니다. 그 대표적인 사례가 초원이 사라지고 점점 사막화하는 중국의 내몽골 지역입니다. 실제로 한국에 유입되는 미세먼지의 가장 큰 원인은 거의 다 중국발입니다. 중국의 내몽골에서 시작된 황사는 중국 내륙의 오염된 미세먼지와 만나 한국으로 유입됩니다.

사막화는 물의 기근으로 발생합니다. 문제는 그 가뭄과 기근이 현재진행형이라는 데 있습니다. 대한민국의 대기가 어두운 이유가 여기에 있습니다. 날이 갈수록 맑은 날보다 뿌연 날을 더 많이 보는 것은 아닐까 하는 우려가 괜한 것은 아닙니다. 어쩌면 다음 세대로부터 맑은 날이 대체 어떤 것이냐는 질문을 받을지도 모릅니다.

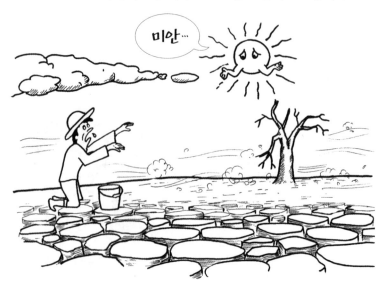

5 먼지로 뒤덮이는 지구

　공기 중에 먼지가 흩날리면 호흡하기가 굉장히 어렵습니다. 사람을 비롯한 모든 생명체가 대기 중 먼지의 영향을 받지요. 오염된 먼지는 식물의 광합성을 방해하고 기름진 땅을 오염시켜 땅속 미생물이 사라지게 만듭니다. 미생물이 사라지면 식물이 뿌리째 썩어 열매를 제대로 맺지 못하고, 부실한 열매를 먹은 우리는 영양 부족에 시달립니다.

　물속에 사는 물고기도 안전하지 않습니다. 미세먼지가 바다까지 오염시키기 때문입니다. 물고기들이 더러운 미세먼지의 내용물을 먹으면 그것이 고스란히 우리의 식탁에 오릅니다. 결국 우리는 물고기를 섭취하면서 미세먼지까지 먹고 맙니다.

　인간은 최종 포식자이므로 식물이 흡수하거나 동물의 체내에 들어간 미세먼지는 그대로 우리에게 영향을 줍니다. 한마디로 미세먼지는 재앙입니다. 그 재앙이 지구를 푸른색이 아닌 검은색으로 바꿔놓고 있습니다. 미세먼지가 지구를 뒤덮으면서 모든 색이 서서히 검은색으로 물들고 있습니다.

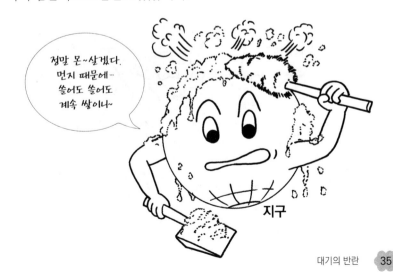

6 녹슬어가는 지구

무엇이든 새것은 윤기가 흐르고 불순물이 아주 적게 발생합니다. 그러다가 점점 낡아지면 불순물의 양이 늘어납니다. 오늘날 미세먼지가 갈수록 늘어나는 현상은 지구가 낡고 있음을 의미합니다. 파헤쳐지고 콘크리트로 뒤덮인 지구는 낡고 지쳐서 다량의 먼지와 함께 고통의 신음소리를 쏟아내고 있습니다.

지구가 낡고 지치는 데는 여러 가지 이유가 있지만 그중 으뜸은 인구 증가입니다. 인구가 증가하면 경쟁이 치열해질 수밖에 없고 이를 해소하기 위해 필요한 것이 생산량 증가입니다. 생산량이 늘어나면 생산 과정뿐 아니라 소비 과정에서도 불순물이 대폭 증가합니다.

더구나 인류는 끊임없이 안녕과 번영을 추구하면서 난개발도 서슴지 않고 있는데, 이것이 지구의 수명을 갉아먹고 있습니다. 더럽고 낡고 초라해진 지구는 끙끙 몸살을 앓고 있습니다. 즉, 산화가 최고점에 이른 지구는 계속 녹슬면서 먼지를 내뿜고 있습니다.

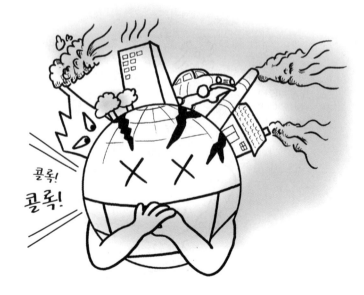

7 미세먼지의 반란이 시작되다

우리는 자연의 일부이기 때문에 자연과 어울려 공존해야 합니다. 그런데 인간은 완전히 이기주의에 사로잡혀 자연의 질서를 파괴하고 있습니다. 그 일방적 배반은 커다란 부작용을 낳았으며 대표적인 것이 미세먼지입니다.

배반에는 반드시 복수가 뒤따르기 마련입니다. 지금 우리가 미세먼지로 인해 겪는 고통은 인간이 자연을 배반한 결과로 빚어진 자연의 반란입니다. 반란에는 승자가 없고 오로지 손해만 발생합니다. 그런데 이 반란이 이제 시작에 불과합니다.

이제라도 인간이 자연과 공존할 방법을 찾아 실천하지 않으면 반란의 최고점에는 감당하지 못할 손실이 따를 것입니다. 미세먼지가 일으키는 폐해는 우리가 생각하는 것보다 그 수위가 훨씬 더 높을 가능성이 큽니다. 엄청난 대가를 지불하고 싶지 않다면 절대로 안이하게 대응해서는 안 됩니다. 미세먼지가 모든 것을 초토화할지도 모릅니다.

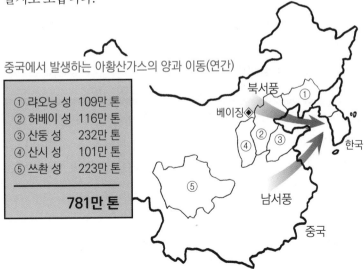

중국에서 발생하는 아황산가스의 양과 이동(연간)

① 랴오닝 성 109만 톤
② 허베이 성 116만 톤
③ 산둥 성   232만 톤
④ 산시 성   101만 톤
⑤ 쓰촨 성   223만 톤

781만 톤

북서풍
베이징◆
한국
남서풍
중국

8 담배보다 해로운 미세먼지

인류가 발견한 최악의 물질 중 하나가 담배입니다. 모든 질병의 원인으로 지목받는 담배는 폐암을 비롯해 구강암, 골수암, 백혈병, 난소암, 유방암 등 전반적인 질환의 주요 원인으로 밝혀졌습니다. 세상에는 약 7,000종의 발암물질이 있는데, 담배 한 개비는 14분 30초의 생명을 앗아가는 치명적 독극물들이 많이 들어있습니다.

국제부흥개발은행(IBRD)은 2013년 몸에 해로운 담배가 세계인의 사망원인 중 3위로 33퍼센트를 차지한다고 발표했습니다. 그 뒤를 잇는 것이 대기오염이며 우리가 말하는 미세먼지를 가리킵니다. 미세먼지는 4위로 전체 사망률의 10퍼센트를 차지합니다. 담배와 고작 1퍼센트밖에 차이가 나지 않습니다.

그런데 담배는 언제든 자신의 의지와 노력으로 끊을 수 있습니다. 간접흡연은 피할 수 있지요. 반면 미세먼지는 달리 피할 방법이 거의 없기 때문에 담배보다 더 해롭습니다. 여기에다 담배는 법적으로 성인이 된 후에 접하도록 규제하지만, 미세먼지는 남녀노소 누구나 들이마셔야 하는 탓에 대처하기가 정말로 곤란합니다.

가령 어린 시절부터 호흡기로 들어온 미세먼지가 몸에 쌓이면 그때부터 이미 담배를 피운 것처럼 몸에 해로움을 끼칩니다. 그 영향력과 파급력 면에서 미세먼지는 담배보다 더 해롭고 치명적입니다.

각국 정부가 담배 같은 1급 독극물을 국민에게 판매하도록 허용하는 것은 정말 아이러니한 일입니다. 이제 그 위험한 담배보다 더 해로운 강자가 나타났으니 그것은 바로 미세먼지입니다. 세계보건기구(WHO)는 미세먼지를 1급 발암물질로 지정했지요.

실제로 여러 실험에서 미세먼지가 1급 발암물질 중 최고라는 사실을 속속 밝혀내고 있습니다. 가령 미세먼지가 약간 나쁜 수치인 $70{\sim}80\mu m/m^3$에 1시간 노출되는 것은 밀폐된 공간에서 담배연기를 40분 정도 들이마신 것과 같다는 연구 결과가 나왔습니다. 사실 흡연 부스에서 40분간 머무는 것은 굉장히 고통스러운 일입니다. 거의 숨을 쉴 수 없을 지경이지요. 또한 이것은 디젤차 매연을 배기통 뒤에서 1시간 50분 동안 마신 것과 같다고 합니다. 매연을 이 정도로 마신다면 병원에 실려 가고 맙니다. 생명이 위독해질 정도로 나쁜 영향을 받기 때문입니다.

우리는 매일 공기를 들이마시며 살아갑니다. 음식이나 물보다, 아니 다른 무엇보다 체내로 많이 들어오는 것이 공기입니다. 가장 많이 흡입하는 공기가 더럽고 썩었는데 과연 우리가 건강을 자부하고 건강한 삶을 지향한다고 말할 수 있을까요?

대기오염 문제는 인류가 공존의 관점에서 서로 협력해 풀어가야 합니다. 지금은 계속 해서 풍요로운 삶을 위해 인공 환경을 만들 게 아니라 불안하고 암담한 미래를 걱정할 때입니다. 정부가 담뱃세를 올려 강력하게 규제했듯 미세먼지도 규제를 강화해 깨끗한 대기를 되찾아야 합니다.

9 안전지대가 없다

  미세먼지는 바람을 타고 모든 지역으로 날아갑니다. 대륙과 해양의 경계지역에 위치한 대한민국은 낮에 바다에서 부는 해풍과 밤에 대지에서 부는 육풍이 공존해 해류풍이 심한 나라입니다. 이것은 공교롭게도 중국에서 부는 미세먼지를 안고 있는 편서풍의 영향을 받습니다. 즉, 우리에게 영향을 미치는 오염된 공기는 중국발 대기오염과 국내의 미세먼지가 합쳐진 것입니다.

  대한민국은 다른 어느 나라보다 심한 미세먼지에 노출되어 있습니다. 앞으로 대한민국의 보건의료비용은 미세먼지가 원인으로 작용해 바닥날 위기에 직면할지도 모릅니다. 이처럼 미세먼지의 최고점에 살고 있는 우리에게 안전지대가 있을까요?

  삼림이 우거진 곳에서 살면 좀 더 안전할 수도 있겠지만, 사실 미세먼지는 그런 곳도 거침없이 공격합니다. 공기가 장소를 가려가며 떠다니는 것은 아니기 때문입니다. 그렇다고 창문을 꽁꽁 닫아놓으면 오히려 산소 부족 현상이 발생합니다. 마스크를 쓰고 다녀도 미세먼지를 다 거를 수는 없습니다.

  미세먼지의 안전지대는 없습니다. 안전지대를 찾으려면 완전한 밀림, 즉 사람이 거주하지 않는 미지의 세계로 가야 합니다. 따라서 우리는 안전지대를 찾기보다 어떻게 하면 덜 흡입하고, 흡입한 미세먼지를 재빨리 배출하느냐에 초점을 둬야 합니다. 그와 함께 미세먼지를 빨리 해결할 방법을 다각도로 모색해야 합니다. 지금으로서는 그것이 안전을 최대화하는 가장 좋은 방법입니다.

10 불안한 미래

지구가 간신히 버티고 있다는 것도 모르고 계속 해서 환경 파괴가 심해지는 오늘날 미세먼지를 해결할 뾰족한 방법이 아직은 없습니다. 소리 없는 침묵의 살인자로 불리는 미세먼지와 싸우는 우리의 대응 방법은 결과론에 치우쳐 있습니다. 가령 차량 2부제를 실시하거나 미세먼지 경보 발령을 내리는 정도입니다.

한마디로 미세먼지는 '경제' 문제입니다. 인간이 돈을 벌기 위해 지구를 파헤치고 숲을 난도질하는 과정에서 그 이면의 문제로 등장한 것이 미세먼지입니다. 그렇지만 미세먼지를 해결할 테니 각자 수입의 50퍼센트를 내라고 하면 찬성할 사람은 거의 없을 것입니다.

이처럼 미세먼지는 한 나라의 경제, 국민의 삶과 직결된 것이라 규제하거나 통제하기가 쉽지 않습니다. 특히 대한민국은 무역을 기반으로 성장을 추구하는 나라입니다. 더구나 제조업과 첨단산업에 집중해 수출을 하는 터라 규제를 한답시고 제조업 굴뚝을 막을 수가 없습니다. 그것은 국민의 삶을 빼앗는 것이나 마찬가지이기 때문입니다.

오히려 국민소득 3만 달러를 앞둔 시점이라 지금은 국민도 정부도 재계도 경제속도를 늦추려 하지 않습니다. 그런 까닭에 미세먼지 문제는 갈수록 심각해질 전망입니다.

흔히들 젊을 때는 건강에 거의 관심이 없다가 나이가 들어야 몸에 좋은 것을 찾습니다. 한데 미세먼지는 남녀노소 누구든 가리지 않습니다. 즉, 환경이 망가지면 젊음도 건강을 담보해주기 어렵습니다. 결국 풍요도 좋지만 그걸 위해 미세먼지를 마음껏 들이마시는 환경을 방치하는 것은 곤란합니다.

　건강을 잃고 후회할 때는 너무 늦습니다. 불안한 미래는 이미 시작되었고 우리는 미세먼지의 폐해에서 벗어나도록 적극 노력해야 합니다.

산업화, 녹슬고 있는 지구, 메마르는 대지,
뾰족이 대책없는 정책, 미흡한 안전지대…

**그로 인한 미세먼지 공습으로
불안한 미래…**

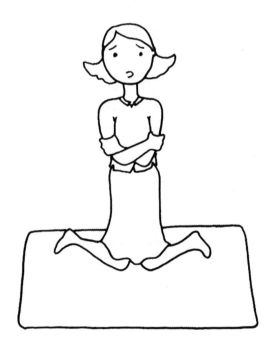

"

미세먼지는
여러 가지 대기오염 물질이
혼합되어 있습니다.
여기에다 자외선과 오존마저
우리를 괴롭힙니다.
우리는 맞서야 할 적이 너무 많은
환경에 직면해 있습니다.

"

제3장

대기오염의
종류와 해(害)

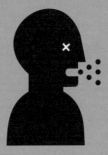

1 우주먼지

미세먼지는 지구 밖 우주에서 시작되었습니다. 이것은 태곳적부터 진행된 것으로 지금도 많은 양의 우주먼지가 지구로 날아오고 있습니다. 이 우주먼지를 우주진(宇宙塵, Cosmic Dust)이라 부르는데, 이것은 1밀리미터 이하의 작은 입자로 구성되어 있습니다.

우주에서는 끊임없이 운석 충돌이 일어나며 그 부스러기 중 일부가 지구로 날아듭니다. 대개는 대기권을 진입할 때 타버리고 큰 입자만 타면서 거의 먼지 수준으로 지구 내에 들어옵니다. 그 양이 무려 연간 1만 4,000여 톤에 달합니다.

이 중 한국에 떨어지는 우주먼지의 양은 매년 8.4톤 정도로 추정하고 있습니다. 그 이유는 한국이 지구 전체 면적의 약 0.06퍼센트이기 때문입니다. 하지만 우주먼지가 대기 속에서 흩날리고 바람의 영향으로 빠져나가는 까닭에 우리는 잘 느끼지 못합니다. 물론 어느 정도는 쌓이지만 문제가 될 만큼의 양은 아닙니다.

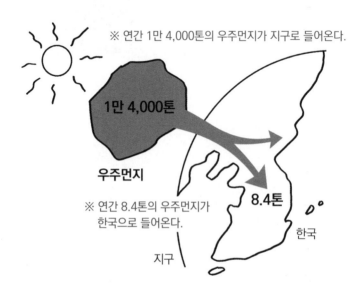

※ 연간 1만 4,000톤의 우주먼지가 지구로 들어온다.

1만 4,000톤

우주먼지

※ 연간 8.4톤의 우주먼지가 한국으로 들어온다.

8.4톤

한국

지구

2 자외선

자외선(紫外線, UV, Ultraviolet Rays)은 태양에서 내뿜는 빛의 파장 에너지의 일종입니다. 이 빛은 지상으로부터 13~50킬로미터의 성층권에 있는 오존층을 통과해 지구의 살균 작용과 인체의 비타민 D 형성에 도움을 줍니다.

적외선을 열선이라고 하는 것과 달리 화학 작용이 강한 자외선은 화학선이라고 부릅니다. 그런데 오존층이 파괴되면 자외선은 오히려 피부암과 질병을 일으키는 주범이 됩니다. 실제로 현재 지구는 오존(Ozone)의 과다 유입으로 문제가 발생하고 있습니다.

이러한 오존은 UV-C, UV-B, UV-A 세 종류로 나뉩니다. 성층권 오존층은 이들 UV를 모두 흡수하는 것이 아니라 일부분만 흡수합니다.

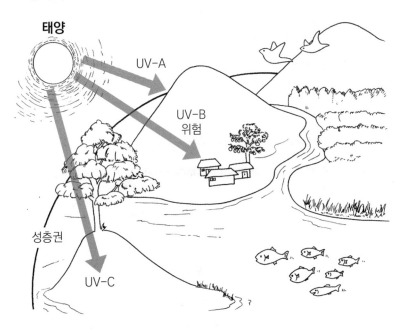

3 오존

오존은 성층권 내에서도 25~30킬로미터 부근에 밀집되어 있고, 여기에 전체 오존의 90퍼센트 이상이 존재합니다. 남은 10퍼센트 미만은 지구 상공 25킬로미터 지점에 뭉쳐 오존층을 형성합니다.

세 개의 산소 원자로 구성된 오존은 활성이 매우 강한 분자(O_3)로 냄새가 특이하며 바닷가나 숲 속 등에 많이 존재합니다. 일부에서는 오존의 강한 산화력을 이용해 표백제나 살균제 제품에 활용하고 있습니다.

특히 오존층은 유해한 자외선을 방어 및 흡수하는 역할을 하는데, 현재 이 오존층이 파괴되면서 환경 재앙이 발생하고 있습니다. 파괴된 오존층은 독성이 강한 가스 물질로 변해 호흡기와 눈을 자극하며 이때 기침, 메스꺼움 등이 발생합니다. 장기간 노출될 때는 폐 기능 손상을 비롯해 기관지염 등의 증상이 나타납니다.

오존은 마스크를 사용해도 걸러낼 수 없으므로 오존주의보가 내려지면 외출을 삼가고 야외활동을 피하는 것이 가장 좋습니다.

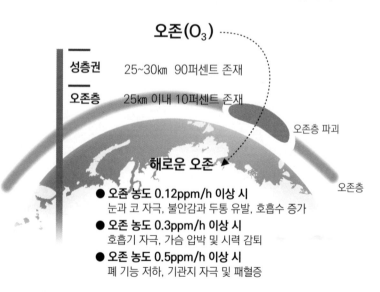

오존(O_3)

성층권 25~30km 90퍼센트 존재

오존층 25km 이내 10퍼센트 존재

오존층 파괴

오존층

해로운 오존

● **오존 농도 0.12ppm/h 이상 시**
눈과 코 자극, 불안감과 두통 유발, 호흡수 증가

● **오존 농도 0.3ppm/h 이상 시**
호흡기 자극, 가슴 압박 및 시력 감퇴

● **오존 농도 0.5ppm/h 이상 시**
폐 기능 저하, 기관지 자극 및 패혈증

4 배출가스

배출가스(Exhaust Gas)란 배기관을 통해 배출되는 기체나 미립자를 말합니다. 이것은 자동차를 비롯해 비행기, 배 등의 원인으로 발생하며 석유의 불완전연소에 따른 오염물질입니다.

인류가 석유를 가장 강력한 에너지 수단으로 활용하기 시작하면서 석유 소비가 크게 늘어났고, 이로써 배출가스도 대폭 상승했습니다. 일반적으로 배출가스의 가장 큰 발생 원인은 자동차입니다. 그 내용물은 수증기(H_2O)와 탄산가스(CO_2)가 대부분이지만 석유계 연료가 함유한 유황의 불완전연소로 발생하는 아황산가스, 일산화탄소, 알데히드, 납 화합물 등의 독성물질도 들어 있습니다.

이 밖에도 질소산화물(NOx)을 비롯해 철, 니켈 등의 중금속도 들어 있습니다. 이것이 몸 안으로 들어오면 좀처럼 빠져나가지 않고 장기간 잠복하면서 인체를 괴롭힙니다. 이것 역시 미세먼지에 속합니다.

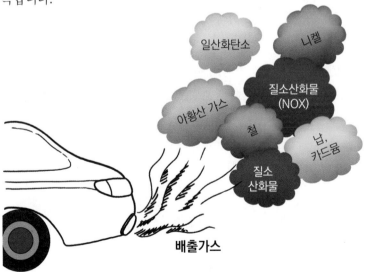

배출가스

5 화석연료

오래전 지구상의 동식물은 땅에 묻혀 화석이 되었는데, 이를 에너지로 사용하는 것을 화석연료(化石燃料, Fossil Fuel)라고 합니다. 화석연료에는 석탄, 석유, 천연가스 등이 있으며 19세기에는 석탄이 풍부한 나라가 부를 축적했습니다. 이것은 산업혁명의 원동력으로 작용했고 지금도 미국의 생산량이 가장 많으며 러시아, 중국이 그 뒤를 따르고 있습니다.

이후 석유와 천연가스가 등장하면서 이들 에너지가 첨단산업을 이끌었습니다. 현재 석유는 전체 에너지의 85퍼센트를 차지하고 있는데, 앞으로 미국에서 발견된 셰일오일(Shale Oil)이 많은 비중을 차지할 것으로 보입니다.

문제는 화석연료 의존도가 미세먼지를 계속 부추긴다는 사실입니다. 많은 배기가스를 배출하는 화석연료는 지속적으로 미세먼지의 농도와 양을 늘리고 있습니다. 특히 저장탱크에서 자연적으로 발생하는 가스와 가공공장의 생산 공정에서 발생하는 배출가스가 대기오염을 심화하고 있습니다.

현재 화석연료를 가장 많이 사용하는 나라는 중국입니다. 그래서 화석연료 사용에 따른 오염물질이 한국까지 날아와 영향을 끼치고 있는 것입니다.

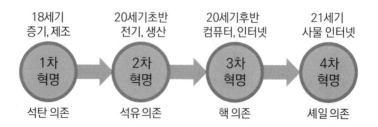

18세기
증기, 제조
1차 혁명
석탄 의존

20세기초반
전기, 생산
2차 혁명
석유 의존

20세기후반
컴퓨터, 인터넷
3차 혁명
핵 의존

21세기
사물 인터넷
4차 혁명
셰일 의존

6 핵연료

핵연료(核燃料, Nuclear Fuel)란 땅속에 저장한 우라늄(Uranium), 플루토늄(Plutonium), 토륨(Thorium)을 원자로에서 핵분열을 일으켜 에너지로 사용하는 것을 말합니다. 일반적으로 청정에너지에 속하며 화석연료에 비해 효율성이 높아 주로 기술이 발달한 나라에서 사용하는 에너지원입니다.

문제는 사용 후 폐기 처분을 할 때 밖으로 새어 나오면 치명적 위험이 발생하기 때문에 안전하게 땅속 깊이 보관해야 한다는 점입니다. 러시아나 일본에서 발생한 원전 사고처럼 원자로 파괴로 핵물질에 오염되면 그곳은 죽은 땅이 되어버립니다.

근래 일부에서 핵연료 사용 반대를 외치고 있으나 현재로서는 전력 수급 면에서 핵연료를 대체할 만한 것이 마땅치 않습니다. 단계별로 폐지할 수는 있지만 당장은 핵연료가 대한민국을 이끌어갈 것으로 보입니다.

다만 미세먼지처럼 일상화된 오염은 아니어도 한 번의 실수로 발생하는 핵오염의 폐해가 상상을 초월할 정도이므로 안전에 만전을 기해야 합니다.

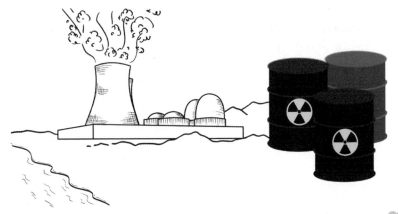

7 스모그

나쁜 공기의 대명사는 바로 스모그(Smog)입니다. 스모그는 영국에서 시작되었습니다. 산업화의 절정기에 석탄 소비가 늘어난 영국은 대기가 온통 스모그로 뒤덮이고 말았습니다. 1872년 런던에서는 스모그로 인한 사망자가 243명이나 발생했습니다. 1952년에는 수천 명의 사망자를 낸 '런던 사건'이 일어나기도 했지요. 전자는 순수하게 석탄으로 발생했으나 후자의 원인은 바로 석유였습니다.

대한민국도 공업지대에 들어서면 공업용 악취가 심하게 나며 공기의 흐름이 약할 때는 스모그가 발생하기도 합니다. 실제로 이들 지역에서는 자동차에 모두 덮개를 씌워 차 안으로 독성물질이 유입되는 것을 차단하려 노력합니다. 사람이 살 수 없는 환경이라 거주지를 조성하지 않는 그런 곳에서 노동자들은 호흡기질환으로 고통을 받기도 합니다.

이러한 스모그를 광화학 스모그라 하는데 이는 눈, 코, 호흡기를 자극하고 식물의 성장에도 영향을 끼칩니다. 현재 대한민국은 석탄보다 석유의 스모그 형태가 잘 발생하고 있으며 점차 증가하고 있는 실정입니다.

세계적인 대도시에 속하는 서울은 인구가 1천만 명에 달하는데 이들은 대부분 자동차를 운행합니다. 서울 시민은 이들 차량이 내뿜는 배기가스를 그대로 들이마시고 있지요. 특히 대기의 흐름이 약하거나 습도가 높은 날이면 호흡하기가 어려워지고 두통을 호소하는 사람이 늘어납니다. 아이들의 천식이 해마다 늘어나고 아토피, 비염 환자들이 증가하는 원인은 바로 스모그형 대기오염에 있습니다.

8 산성비

스모그보다 더 무서운 것이 바로 산성비입니다. 산성비란 내리는 빗속에 질소산화물이나 황산화물 등의 독성물질이 포함된 것을 말합니다. 질소산화물은 자동차에서 배출되는 물질이고 황산화물은 공장에서 사용하는 석유, 석탄의 부산물입니다. 이러한 물질이 대기를 떠다니다가 비가 내리면서 빗속에 섞이면 황산이나 질산으로 바뀌어 내립니다.

산성비를 맞을 경우 피부가 예민하게 반응하고 머리카락이 빠집니다. 일반적으로 비는 pH 5.6~6.5의 산성을 띠고 있습니다. 대한민국은 pH 5.6 이하의 비를 산성비로 규정하고 있지만, 일부 국가에서는 이보다 더 강한 pH 5.0 이하를 산성비로 정의합니다.

산성비의 위협은 실제로 나타나고 있습니다. 독일은 1988년 전체 삼림의 54퍼센트가 산성비로 초토화되었습니다. 스웨덴에서는 2,500여 개 호수 중 20퍼센트가 산성비로 오염되어 물고기들이 떼죽음을 당하는 일이 벌어졌습니다. 미국은 그 심각성을 더욱더 일깨우고 있습니다. 미국에서는 전체 호수의 5분의 1 이상이 물고기가 살 수 없는 환경으로 바뀌었습니다. 실제로 미국 북부의 100여 개 호수에서는 연어가 멸종 상태에 이르렀지요.

산성비는 수온을 높여 녹조나 적조의 원인으로 작용하기도 합니다. 또 식물의 성장 둔화는 물론 땅을 산성화해서 죽음의 땅으로 만들어버립니다.

사실 비는 생명의 잉태와 성장에 가장 중요한 요소입니다. 하지만 인간의 욕심이 빚어내는 끊임없는 산업화와 개발 뒤에는 산성비라는 암울한 결과도 있습니다. 이 고통 역시 우리가 감당해야 할 숙제입니다.

9 음식조리

　미세먼지가 화두로 등장하면서 한때 고등어구이가 환경오염의 주범이라도 되는 양 뭇매를 맞기도 했습니다. 사실은 중국의 화식 문화로 인해 가뜩이나 대기오염으로 문제인 상황에서 거리마다 고기를 굽는 연기까지 더해져 여론의 주목을 받은 것입니다.

　이것은 웃으며 가볍게 넘길 이야기는 아닙니다. 현재 담배를 피우지 않은 주부들이 폐암에 걸리는 빈도가 매우 높기 때문입니다. 이는 장시간 음식을 조리할 때 발생하는 벤조피렌(Benzopyrene)의 영향 탓입니다. 이 물질은 단백질이 열을 만났을 때 발생하는데 스테이크 1킬로그램은 담배 500개비와 맞먹는 양의 독성물질을 뿜어냅니다.

　이것이 호흡기를 타고 체내로 들어가면 폐암의 원인으로 작용합니다. 그와 함께 공기 중으로 들어가 미세먼지 농도를 높입니다. 그렇다고 이것이 미세먼지 악화의 주범으로 부를 정도는 아니지만, 추후에는 규제 대상이 될지도 모릅니다.

벤조피렌(Benzopyrene) 스테이크 1㎏ = 담배 500개비

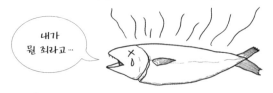

내가 뭘 죄라고 …

고등어 구이	환풍기 가동 여부	미세먼지 (MP 10)	초미세먼지 (PM 2.5)
	X	2,530	2,290
	O	241	234

※ 81 ㎍/㎥ 이상은 미세먼지 예보 등급 '나쁨'에 해당 됨.

10 황사

봄철만 되면 집중적인 주목을 받던 황사(黃砂, Yellow Sand)가 근래 미세먼지가 등장하면서 약간 관심 밖으로 밀려난 감이 있습니다. 그렇지만 황사는 여전히 우리에게 피해를 주고 있으며 해마다 그 양이 늘어나고 있는 실정입니다. 사실은 황사가 미세먼지와 섞여 우리에게 더 큰 피해를 주고 있습니다.

본래 황사는 최근에 발생한 것이 아닙니다. 역사 자료에 따르면 오래전부터 한국에는 노란비가 자주 내렸고 때론 하늘을 볼 수 없었다고 합니다.

황사의 근원지는 중국의 고비 사막과 타클라마칸 사막입니다. 물론 요즘에는 몽골에서 불어오는 황사가 더 문제시되고 있지요. 황사란 20㎛(마이크로미터) 이하 크기의 모래먼지를 말합니다. 현재 중국에서는 여의도 면적의 240배에 달하는 2,000㎢에 사막화가 진행되고 있어 골머리를 앓고 있습니다.

중국 정부는 온갖 묘책을 궁리하며 고심하지만 사막화를 멈출 방법은 없습니다. 단지 조금 늦출 수 있을 뿐입니다. 결국 황사의 직접적인 영향 아래에 있는 한국은 황사의 그늘에서 벗어날 방법이 없습니다.

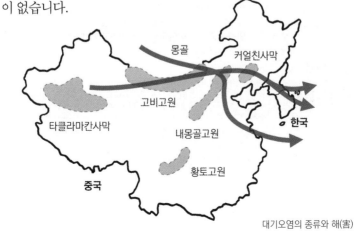

11 미세먼지

미세먼지(Fine Dust)는 인위적인 오염물질을 통칭해서 부르는 10μm의 작은 입자를 의미합니다. 이것은 자동차 배기가스부터 공장의 매연, 쓰레기 소각, 건설 현장, 도로, 빈 집터 등 다양한 원인으로 만들어집니다. 여기에 황사까지 더해져 갈수록 미세먼지의 농도가 짙어지고 있습니다.

문제는 미세먼지에 들어 있는 황산화물이나 질소산화물, 암모니아 등에 있습니다. 흔히 이들 입자가 뭉친 부피 단위로 계산해 농도별 예보를 발령하는데 ~30μg/m³까지는 좋음입니다. 그러니까 미세먼지의 좋음에도 30 정도의 미세먼지가 있다는 얘기입니다. 그리고 ~80μg/m³은 보통, ~120μg/m³은 약간 나쁨, ~150μg/m³은 나쁨, 150μg/m³~ 은 매우 나쁨으로 이때는 주로 실내에서 생활해야 합니다. 국내 미세먼지의 대기환경 기준은 24시간 평균 100μg/m³ 이하, 연평균 50μg/m³ 이하입니다

◆ 주의보

발령 기준치	* 1시간 평균 400μg/m³ 이상 * 2시간 이상 지속 예상
시민행동	* 노약자, 어린이, 호흡기질환자 실외활동 금지 권고 * 유치원, 초등학생 실외활동 금지 권고 * 일반인 과격한 실외운동 및 실외활동 자제 권고

◆ 주의보

발령 기준치	* 1시간 평균 800μg/m³ 이상 * 2시간 이상 지속 예상
시민행동	* 노약자, 어린이, 호흡기질환자 외출 금지 권고 * 유치원, 초등학생 실외활동 금지 및 수업 단축 * 일반인 실외활동 금지 및 외출 자제 권고 * 실외운동과 실외경기 중지 및 연기 권고

미세먼지의 기준 표시는 PM입니다. 크기가 PM 10이면 10㎛를 말하며 이는 부유물질(浮游物質, Suspended Solids)로 규정합니다. 먼지 PM 2.5 이상인 것이 바로 미세먼지입니다. 이는 머리카락 굵기의 최대 7분의 1이라고 보면 됩니다. PM 2.5 이하는 초미세먼지입니다.

부유물질이 미세먼지와 만나 섞인 것을 '흡입성 먼지'라고 하며, 이것은 우리가 호흡할 때 체내에서 걸러지지 않고 그대로 유입됩니다. 미세먼지의 크기에 따라 장기까지 도달하는 정도가 다릅니다. 굵은 미세먼지는 대개 밖에서 가까운 곳에 도달하지만, 초미세먼지는 폐 깊숙이까지 들어가 여러 장기에 쌓입니다.

◈ 주의보

기준	농도	권고내용
매우나쁨	301~㎍/㎥	노약자, 어린이, 호흡기질환자 외출 금지 권고
	151~300㎍/㎥	
나쁨	121~150㎍/㎥	유치원, 초등학생 실외활동 금지 및 수업 단축
약간나쁨	81~120㎍/㎥	일반인 실외활동 금지 및 외출 자제 권고
보통	31~80㎍/㎥	실외운동과 실외경기 중지 및 연기 권고
좋음	0~30㎍/㎥	

※ 미세먼지PM10 환경기준
  24시간 100㎍/㎥, 연간 50 100㎍/㎥,

12 초미세먼지

미세먼지보다 더 작은 먼지를 초미세먼지(Fine Particulate Matter)라고 합니다. 이것은 지름이 2.5㎛ 이하이며 대부분 자동차 배기가스에서 나옵니다. 이러한 초미세먼지는 크기가 미세먼지의 4분의 1에 불과하기 때문에 몸속 깊숙이 파고들어 심장질환과 호흡기질환을 일으킵니다.

환경청은 2015년 1월 1일부터 시행령을 통해 초미세먼지를 연간평균치 25㎍/㎥ 이하, 24시간 평균치 50㎍/㎥ 이하로 규정하고 미세먼지보다 더 엄격하게 관리하고 있습니다. 서울시는 2017년 7월부터 '서울형 초미세먼지(PM 2.5) 민감군 주의보'를 도입해 초미세먼지의 시간 평균 농도 75㎍/㎥ 이상이 2시간 지속되면 발령합니다. 현재 초미세먼지 주의보는 일반인 기준에 맞춰 시간 평균 농도 90㎍/㎥ 이상이 2시간 지속되는 경우 발령하고 있습니다.

국가별 초미세먼지 환경 기준(㎍/㎥)

	한국	미국	일본	WHO
일평균	50	35	35	25
연평균	25	12	15	10

우리는 이미 공기 중에 떠다니는 황사, 부유물질, 미세먼지 등으로 인한 폐해를 겪어왔습니다. 그런데 초미세먼지는 기존 먼지와 달리 인체에 치명적 손상을 가합니다. 이 입자는 어찌나 작은지 우리 몸속에서 면역 과잉 반응을 불러일으킵니다. 너무 섬세해서 초미세먼지가 아군인지, 적군인지 식별이 불가능하기 때문입니다.

　여기에다 초미세먼지에 들러붙은 중금속을 걸러내지 못한 채 장기에 침투하면 염증 반응이 일어납니다. 그뿐 아니라 유전자에 손상을 가해 세포 괴사는 물론 돌연변이를 만들어냅니다. 그 돌연변이는 이내 암으로 변질됩니다.

　앞으로 초미세먼지 때문에 우리가 알고 있는 여러 질환의 발병 사례가 급상승할 것으로 보입니다. 그렇다고 초미세먼지를 해결할 뾰족한 방법이 있는 것도 아닙니다. 아직까지 개인적으로 할 수 있는 대응 방법은 공기청정기 같은 도구를 활용하는 것밖에 없습니다.

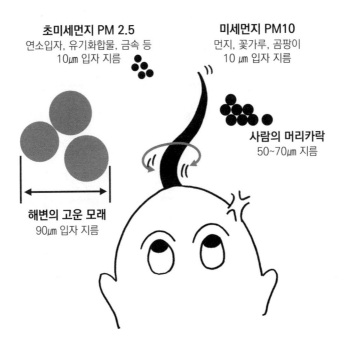

초미세먼지 PM 2.5
연소입자, 유기화합물, 금속 등
10㎛ 입자 지름

미세먼지 PM10
먼지, 꽃가루, 곰팡이
10㎛ 입자 지름

사람의 머리카락
50~70㎛ 지름

해변의 고운 모래
90㎛ 입자 지름

> 일단 미세먼지가 체내로 들어오면
> 그것이 유발하는 문제는 생각보다 심각합니다.
> 체내에 들어온 미세먼지가 쉽게 배출되지 않고
> 몸 안에서 유유자적하며 활동하기 때문입니다.

제4장

미세먼지가
인체에 끼치는 영향

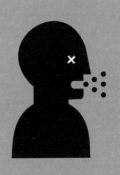

1 호흡기 점막을 자극한다

　우리 몸에서 외부와 직접 맞닿는 기관으로는 호흡기관과 소화기관 그리고 비뇨생식기관이 있습니다. 이들 기관은 외부 환경으로부터 자신을 보호하기 위해 점막(粘膜, Mucous Membrane)을 형성합니다. 점막은 수분 형태의 끈적거리는 분비액을 내뿜어 매끄러운 상태를 유지하는 부드러운 조직입니다. 이것은 외부물질이 직접 닿으면 내부로 침투하지 못하게 막기 위한 면역의 1차 방어선에 해당합니다.

　그나마 성인은 방어력이 강하지만 미숙한 영유아기에 점막이 손상되면 곧바로 감염으로 이어져 각종 질병에 노출되고 맙니다. 이 중에서도 특히 호흡기관에 가장 많은 점막이 있고 여기에는 비강(코), 후두, 기관지, 폐 등이 자리 잡고 있습니다. 호흡기관은 밖의 공기를 들이마시고 몸 안의 이산화탄소(CO_2)를 배출하는 일을 도맡아 합니다.

　피부도 전체 호흡량의 5퍼센트를 차지하지만 일반적으로 호흡기관에 넣지 않습니다.

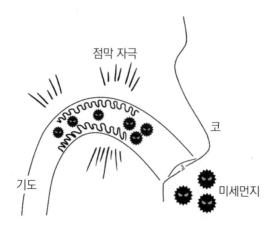

점막 자극

코

기도

미세먼지

미세먼지가 불어오면 가장 먼저 호흡기가 자극을 받습니다. 호흡으로 외부의 공기를 직접 들이마시기 때문입니다. 미세먼지의 독소가 점막에 닿을 경우 점막은 즉각 끈적끈적한 점액으로 미세먼지를 뒤덮어 몸 안으로 들어가지 못하게 막습니다. 이어 면역이 총출동해 미세먼지를 청소합니다.

미세먼지가 일정 정도의 양이면 이런 시스템이 원활히 돌아가지만, 요즘처럼 미세먼지 경보라도 내리는 날이면 문제는 달라집니다. 일단 점액의 분비량이 늘어나 점막이 큰 부담을 떠안고 면역의 과잉 반응도 일어납니다.

이것이 장기화할 경우 점막 기능이 약해집니다. 점막에 들러붙은 미세먼지와 끈적이는 점액이 뒤엉켜 점막 기능이 서서히 마비되면서 손상을 입기 때문입니다. 이로 인해 호흡기관이 병들고 이는 폐질환의 원인으로 진행됩니다.

호흡기관이 병들 경우 산소 유입과 이산화탄소 배출이 원활치 못합니다. 이 때문에 산소 결핍증이 발생하면 몸은 독소의 바다로 향하고 맙니다.

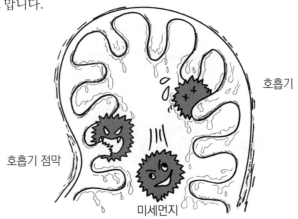

호흡기

호흡기 점막

미세먼지

2 산소 부족을 유발한다

호흡기관의 점막 손상은 몸의 전반적인 대사에 악영향을 끼칩니다. 여기서 말하는 악영향이란 모든 질병에 노출되는 것보다 더 심각한 수준을 의미합니다. 한마디로 생명을 위협하는 수준입니다.

인체는 3분 정도만 산소를 공급받지 못해도 사망합니다. 우리가 생명을 유지하는 것은 산소 덕분이지요. 결국 산소 결핍은 생명의 단절을 초래할 수도 있습니다.

공기의 78퍼센트는 질소이고 21퍼센트가 산소입니다. 공기 속 질소는 양도 많고 무거워서 지표면에 가라앉는 성질이 있는데, 이 때문에 우리가 높은 산에 올라가면 산소 결핍증을 앓는 것입니다. 산소는 생명체의 근원으로 산소가 있으면 반드시 물도 존재합니다. 지구 밖 생명체를 찾을 때 물의 유무를 알아보는 이유가 바로 여기에 있습니다. 그것이 산소가 있느냐 없느냐를 결정짓는 까닭이지요.

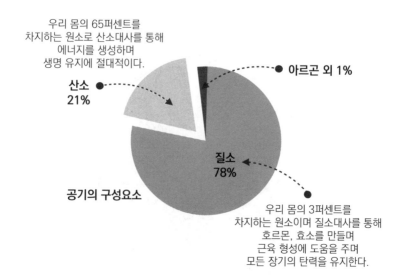

우리 몸의 65퍼센트를 차지하는 원소로 산소대사를 통해 에너지를 생성하며 생명 유지에 절대적이다.

산소 ● 21%

아르곤 외 1%

질소 78%

공기의 구성요소

우리 몸의 3퍼센트를 차지하는 원소이며 질소대사를 통해 호르몬, 효소를 만들며 근육 형성에 도움을 주며 모든 장기의 탄력을 유지한다.

우리가 섭취하는 영양소는 산소와 만나 세포 속 미토콘드리아에서 에너지를 만드는데, 이를 연소 작용이라고 합니다. 즉, 산소의 도움으로 열량 영양소를 태워 에너지를 만드는 것입니다.

만약 산소가 부족하면 충분한 에너지가 만들어지지 않아 몸이 비만해지거나 심하면 암이 발생합니다. 다시 말해 산소 부족은 모든 질병의 근원입니다.

공기와 함께 미세먼지가 체내로 들어오면 적혈구는 산소보다 미세먼지를 먼저 만납니다. 이 경우 적혈구는 전신에 산소가 아닌 미세먼지를 운반합니다. 그렇게 세포 속으로 들어가 미토콘드리아에서 열량 영양소와 만난 미세먼지는 불연소로 전환됩니다.

불연소는 몸에 많은 활성산소를 유발하고 이때 몸은 산성화로 기웁니다. 특히 산소포화도가 떨어져 장기와 조직 기능이 악화됩니다.

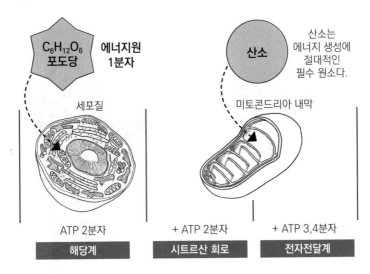

3 대사장애를 일으킨다

대사는 몸에서 일어나는 분해, 이동, 흡수, 저장, 배출 등 전반적인 화학 반응을 일컫습니다. 이것을 신진대사라고 부르기도 하며 모든 것에 질량이 있어서 물질대사(物質代謝, Metabolism)라 칭하기도 합니다.

그런데 산소 대신 미세먼지를 흡입하면 이 대사에 장애가 일어납니다. 이를 대사성증후군(代謝症候群, Metabolic Syndrome)이라고 하는데 우리에게 친숙한 암, 당뇨, 비만, 자가면역질환 등 90퍼센트 이상의 질환이 여기에 속합니다. 이러한 질환은 본래 몸속 효소 부족이나 영양소 부족으로 잘 걸리지만 근래에는 여기에 미세먼지까지 더해져 이중으로 문제가 발생하고 있습니다.

우리가 섭취하는 모든 영양은 반드시 대사를 거쳐야 세포에서 사용이 가능합니다. 대사가 이뤄지지 않으면 영양이 몸속에 그대로 쌓이고 이는 몸을 망치는 독으로 작용합니다.

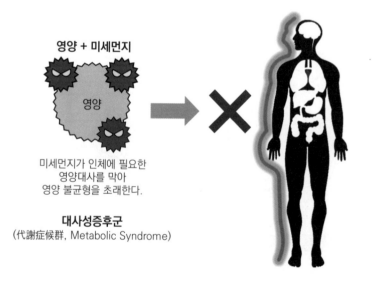

영양 + 미세먼지

영양

미세먼지가 인체에 필요한
영양대사를 막아
영양 불균형을 초래한다.

대사성증후군
(代謝症候群, Metabolic Syndrome)

대사가 원활히 이뤄지려면 순환이 잘 되어야 하고, 순환이 잘 되려면 혈관이 깨끗하고 건강해야 합니다. 그리고 혈관이 건강하기 위해서는 혈관벽이 매끄럽고 아무것도 들러붙지 않아야 합니다.

미세먼지는 혈관벽에 들러붙어 순환장애를 일으키는 주범입니다. 따라서 미세먼지가 체내에 들어오면 모든 대사에 좋지 않은 영향을 미칩니다. 이것은 영양소 이동을 저해하고 흡수와 배출도 어렵게 만듭니다.

세포는 깨끗한 영양을 원하기 때문에 더러운 것이 너무 들러붙어 있으면 많이 손질해야 합니다. 이 작업은 면역과 생리활성물질, 효소가 합니다. 본래 자기 고유의 영역에서 기능을 수행해야 하는 물질이 미세먼지로 인해 엉뚱한 데 에너지를 쏟는 것이지요. 이 경우 대사가 원활히 이뤄지지 않고 세포는 에너지 부족에 시달립니다. 결국 전신은 에너지 부족 현상으로 기력이 떨어지지요.

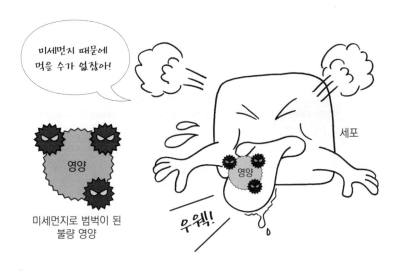

미세먼지 때문에 먹을 수가 없잖아!

세포

영양

미세먼지로 범벅이 된
불량 영양

우웩!

4 몸에 독이 쌓이게 한다

독은 크게 내적요인과 외적요인으로 생성됩니다. 내적요인은 단하나 선천적 질환뿐입니다. 태어날 때부터 선천적 질환을 떠안는 바람에 매일 독이 발생하는 것이지요. 나머지 독의 발생 원인은 모두 외적요인에 있습니다.

영양 부족, 산소 부족, 스트레스, 환경 요소 등 여러 가지 요인이 여기에 속하며 지금은 미세먼지까지 가세하고 있습니다. 과거에는 미세먼지를 독이라고 칭하기에 부족함이 있었습니다. 단순히 좀 많은 양의 미세먼지였기 때문입니다.

지금은 미세먼지의 성질이 아주 고약해져 상황이 크게 달라졌습니다. 미세먼지는 종류도 다양하고 종류별로 성질도 다르게 나타나고 있습니다. 더 무서운 것은 초미세먼지로 여기에 들러붙는 중금속은 굉장히 위험합니다.

이것이 몸 안에서 만들어내는 독은 세포와 면역이 처음 경험하는 것이라 대처 반응이 매우 곤란한 상황입니다. 체내에서 학습한 적이 없기 때문이지요. 결과적으로 미세먼지의 공습은 몸을 아주 빠르게 독으로 오염시키고 있습니다.

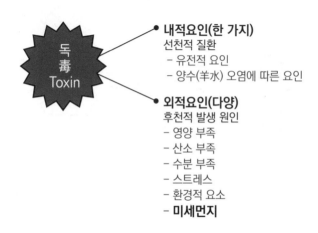

내적요인(한 가지)
선천적 질환
 – 유전적 요인
 – 양수(羊水) 오염에 따른 요인

외적요인(다양)
후천적 발생 원인
 – 영양 부족
 – 산소 부족
 – 수분 부족
 – 스트레스
 – 환경적 요소
 – **미세먼지**

독
毒
Toxin

독은 그 종류가 매우 많습니다. 그중 자연의 독은 몸의 대사로 처리가 가능하지만 인위적으로 만들어진 독은 문제가 심각합니다. 이러한 독은 대부분 인류가 번영을 추구하는 과정에서 만들어진 것입니다. 이를 일컬어 석유화학 중금속이라고 합니다.

이들 독은 체내에서 해독 대사를 할 수 없습니다. 즉, 체내에 그 독을 해독할 물질이 없습니다. 따라서 밖으로 배출하지 않고 그대로 쌓이면 몸을 망가뜨리고 맙니다. 특히 미세먼지에 들러붙은 석유화학 물질은 세포를 파괴합니다.

이것이 더 진행될 경우 장기가 녹슬고 녹아내리기도 합니다. 체내에 대응 방법이 없기 때문이지요. 설령 해독을 할지라도 쉽게 빠지지 않습니다. 암세포를 가만히 들여다보면 이런 독으로 가득 차 있음을 알 수 있습니다. 당뇨나 아토피도 마찬가지입니다.

과거의 미세먼지는 중금속 수치가 낮았지만 지금은 다릅니다. 미세먼지 속 중금속이 너무 많아 몸에 곧바로 문제를 일으킵니다. 체내에 독이 쌓이면 몸은 독의 확전(擴戰)을 막기 위해 지방으로 감쌉니다. 냉장고처럼 차가운 성질이 있는 지방은 보호와 진정 효과를 내지요. 결국 비만이나 임파선이 붓는 것은 독 때문입니다. 즉, 독은 비만의 원인입니다.

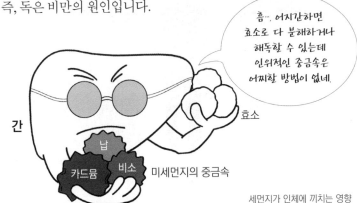

흠… 어지간하면 효소로 다 분해하거나 해독할 수 있는데 인위적인 중금속은 어찌할 방법이 없네.

간

효소

납

카드뮴   비소   미세먼지의 중금속

5 비만의 원인이 된다

세계보건기구는 독 때문에 발생한 비만을 질병의 원인으로 지목하고 있습니다. 실제로 비만은 여러 가지 질병을 일으키는 요인 중 하나입니다. 비만 인구가 계속 증가하는 것은 그릇된 생활습관에서 기인한다고 합니다. 건강하지 못한 식생활도 마찬가지입니다.

비만이란 표준 체중보다 몸무게가 20퍼센트 더 나가는 경우를 말합니다. 인체는 약 13퍼센트의 체지방을 형성해야 건강하며 이 비율을 넘어서서 17퍼센트 이상이 되면 비만입니다.

여성은 남성보다 지방이 약 5퍼센트 더 많습니다. 이는 출산 시 유즙(乳汁)을 만들거나 어려운 환경에 대처하기 위해서입니다. 또 이것은 성교(性交) 시 아래에서 충격을 흡수하고 자세를 잡는 데도 도움을 줍니다.

체지방 비율이 너무 높아지는 것은 몸에 이상이 생겼음을 뜻합니다. 이는 대사 이상으로 독이 증가하고 있다는 것을 의미합니다.

이상적인 남녀의 신체 구성 비율

남(男)			여(女)
67%	수분	수분	67%
15%	단백질	단백질	10%
13%	지방	지방	17%
4%	미네랄	미네랄	4%
1%	탄수화물	탄수화물	1%

여성은 남성보다 체지방 비율이
5퍼센트 더 많다.

이제는 미세먼지까지 비만의 한 원인으로 작용하고 있습니다. 지방이 쌓이는 곳은 간, 근육, 임파선, 혈관, 피부, 세포막 그리고 장기와 장기 사이 등입니다. 대개는 움푹 들어간 곳에 쓰레기나 노폐물, 독이 쌓이게 마련입니다.

이곳에 지방이 쌓이면 그 지방 때문에 장기들이 제 기능을 하지 못합니다. 부피가 큰 지방이 활동을 방해하기 때문입니다. 많은 사람이 지방을 빼내려 하지만 독이 있는 한 지방은 쉽게 빠지지 않습니다. 독을 빼내야 지방도 빠집니다. 만약 독을 남겨두고 지방만 빼면 몸은 다시 지방을 만들어 독을 감싸려 할 것입니다.

이 경우 인체는 지방 형성에 도움을 주는 음식을 먹게 합니다. 즉, 뇌는 우리를 달고 지방이 풍부한 음식으로 이끕니다. 그 유혹을 뿌리치기란 쉽지 않습니다. 결과적으로 미세먼지의 독은 더욱 더 비만으로 이끕니다. 미세먼지 속에 숨어 있는 중금속이 지방 형성을 몇 배 더 강하게 이끌기 때문입니다. 그리고 이것은 많은 질병을 불러옵니다.

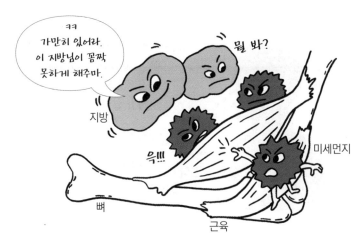

6 여러 질환에 노출된다

　질병은 크게 내인성질환(內因性疾患, Intrinsic Illness)과 외인성 질환(外因性疾患, Exogene Illness)으로 구분합니다. 외인성은 대개 외부에서 세균이나 바이러스가 침투한 결과로 발생하며, 내인성은 몸의 내부에서 기인합니다. 과거에는 전쟁이나 감염에 따른 질환이 많았으나 지금은 거의 대부분 내인성질환이 주를 이루고 있습니다.

　질병(Disease)은 병리학이나 생리학 등의 의학적 용어를 말할 때 사용합니다. 질환(Illness)은 개개인의 병적 상태와 심리적 상황으로 하나의 질병이 여러 질환을 일으키거나 여러 질환으로 하나의 질병이 발생했을 때 사용합니다. 질환을 병(Sickness)으로 확진하면 약을 처방하며 사회적으로 병에 걸렸다고 말합니다.

　미세먼지는 이 모든 것에 해당하는 천덕꾸러기입니다. 미세먼지가 질병의 근간으로써 질환자를 만들고 병을 야기하는 것입니다. 현 시대를 살아가는 우리는 미세먼지로 인해 더욱더 건강에 신경써야 하는 상황에 놓여 있습니다.

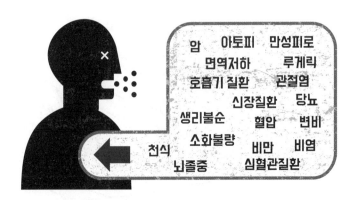

7 자율신경을 교란한다

미세먼지가 질환을 유발한다는 것은 곧 그것이 신경을 교란한다는 것과 같은 말입니다. 신경을 교란하면 몸이 나쁜 방향으로 나아가고 이로써 질병이 발생하기 때문입니다.

우리 몸에는 무수히 많은 신경선이 분포해 있습니다. 어느 곳을 찔러도 아프지 않은 곳이 없을 정도입니다. 신경은 크게 중추신경(中樞神經, Central Nerve)과 말초신경(末梢神經, Peripheral Nerve)으로 구분합니다. 말초신경의 자율신경에는 교감신경(60퍼센트)과 부교감신경(40퍼센트)이 있는데, 이들 신경이 미세먼지에 민감하게 작용해 이동과 배출이 일어나게 합니다.

몸이 미세먼지로 뒤범벅되면 교감신경은 재빨리 심장을 자극해 미세먼지를 배출하려 합니다. 그리고 부교감신경은 장기 파손이 일어나지 않도록 일을 시킵니다. 문제는 미세먼지가 이 신경 작용마저 방해해 신호를 제대로 보낼 수 없게 한다는 데 있습니다. 한마디로 접지 상태를 불능으로 만들어버립니다.

이것은 먼지가 많은 곳에 스파크가 일어나 불꽃이 튀는 이치와 같습니다. 특히 미세먼지에 붙어 있는 중금속은 더욱더 신경을 교란하고 마비를 일으킵니다. 이때 몸은 불이 나가버려 정전 상태에 놓이는 탓에 아무것도 하지 못합니다. 무엇보다 면역의 이상 징후가 나타납니다.

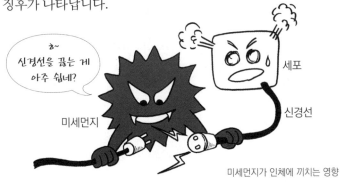

8 면역 과잉을 유발한다

면역은 뼈에 있는 골수에서 만들어지며 각 부위에서 훈련을 받아 몸을 지키는 파수꾼 역할을 합니다. 우리 몸에는 세 가지의 면역 기능이 있습니다.

첫째, 하얀 과립구(60퍼센트)입니다. 이는 동그란 모양 안에 여러 과립이 있다는 뜻으로, 몸속에서 미세먼지 같은 이물질이나 곰팡이 찌꺼기를 청소합니다. 과립구는 교감신경의 영향을 받아 활동을 개시합니다. 만약 미세먼지로 교감신경이 과해지면 과립구들이 과잉 증상을 보여 몸속 이물질과 정상물질을 혼동하는 탓에 닥치는 대로 공격해 문제를 일으킵니다. 이때 발생하는 대표적인 질병이 아토피와 백내장입니다.

둘째, 림프구(35퍼센트)입니다. 부교감신경의 영향을 받는 림프구는 몸 안에서 암세포, 독성물질 바이러스를 퇴치하는 역할을 맡습니다. 그런데 이것이 미세먼지의 영향을 받으면 림프구 기능이 떨어져 암이 발생하고 과잉 활동을 하면 장기를 공격합니다.

셋째, 대식세포(5퍼센트)입니다. 이들은 특정 장기 안에서 청소를 맡아 관리합니다. 예를 들어 폐에 있는 마이크로파지 대식세포는 공기 속 미세먼지가 들어오면 이를 깨끗이 청소하는 기능을 수행합니다.

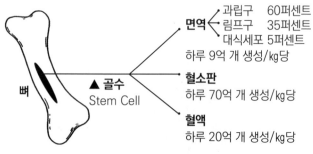

▲면역 분포도: 혈액 1㎣ 속에 남성 7,000개, 여성 6,000개

문제는 미세먼지를 과잉 흡입했을 때 발생합니다. 미세먼지가 체내에 지나치게 많이 들어오면 면역이 이상 반응을 일으켜 몸에 문제가 생깁니다.

우리 몸의 면역 분포도는 한정적입니다. 즉, 미세먼지가 많이 유입된다고 해서 면역이 마구 증가할 수는 없습니다. 결국 우리 몸이 하루에 처리할 수 있는 미세먼지의 양도 한정적입니다. 더구나 미세먼지가 체내에 지나치게 많이 들어오면 면역의 과잉 행동을 부채질합니다. 청소도 하고 방어도 해야 하니 정신없이 움직일 수밖에 없지요.

이때 몸 안에서 발생하는 독까지 해결할 여력이 부족해 몸은 몸대로, 면역은 면역대로 지치고 힘들어집니다. 그렇다고 숨을 쉬지 않을 수도 없는 노릇입니다. 근래에 미세먼지 농도가 짙어지고 공기 중에 떠다니는 날도 늘어나 면역은 거의 파산 직전에 있습니다.

미세먼지가 몸을 떠돌아다니다가 관절이나 눈, 피부, 장기에 들러붙으면 면역은 이를 감지하고 과잉 진압합니다. 이 경우에 발생하는 것이 류머티즘(Rheumatism), 안구질환, 아토피 같은 자가면역질환입니다. 요즘은 미세먼지로 인한 염증성 자가면역질환이 눈에 띄게 증가하고 있습니다.

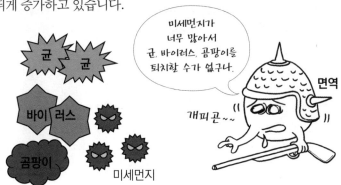

9   몸에 염증을 생성한다

염증(炎症, Inflammation)이란 몸 안에서 발생한 고름을 말합니다. 여기에는 여러 가지 원인이 있으나 대개는 외부의 병원균 침투로 면역 방어 차원에서 발생합니다.

우선 균이나 바이러스가 침투하면 면역 반응으로 이들과 싸우면서 시체더미가 염증으로 나타납니다. 또 피부 면역과 항원이 싸우거나 피지선에서 분비되는 지질이 뭉쳐 나오는 경우에도 염증이 발생합니다. 몸 내부에서는 어떤 강력한 자극으로 생체조직 변질이나 손상이 일어나면서 염증이 생깁니다.

요즘에는 미세먼지에 따른 염증성 질환의 발생 빈도가 늘어나고 있습니다. 더구나 미세먼지의 자극이 너무 강해 다발성 염증성으로 나타나고 있는 실정입니다. 특히 미세먼지에 붙어 있는 세균이나 바이러스의 강한 작용으로 몸은 몇 배의 고통을 겪습니다.

이들은 우리 몸이 과거에 경험해본 적 없는 체내 고통의 시발점이 되고 있습니다. 문제는 그 양이 앞으로 점점 더 늘어나리라는 데 있습니다. 우리 몸이 준비태세를 갖추기도 전에 몸을 초토화할 수도 있는 상황입니다. 과연 우리 몸이 제대로 방어할 수 있을지 의문스럽습니다.

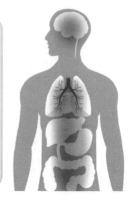

질병을 일으키는 다섯 가지 원인

① 영양 부족 90가지 이상의 영양이 부족하면
② 변이 유전자 세포 유전자의 변이가 시작된다.
③ 염증 반응 몸에 많은 염증이 발생한다.
④ 활성산소 및 항산화 부족
   활성산소가 과잉 분비된다.
⑤ 독소 확진 및 감염
   이내 감염이 일어나 확진된다.

미세먼지에 따른 염증은 여러 경로로 일어납니다.

먼저 자율신경 교란으로 심장 불균형과 부정맥이 염증을 일으키면 혈관이 수축되면서 고혈압을 유발합니다. 압이 높아진 혈관은 탄성을 잃고 탄성을 잃은 혈관벽에는 염증이 발생합니다. 이것은 결국 동맥경화증의 원인으로 작용해 뇌에 산소 공급을 차단하면서 뇌신경세포 손상과 함께 치매를 유발합니다.

또한 미세먼지와 섞여 점성도가 높아진 혈액은 끈적끈적해져 염증을 일으키고, 전신 세포에 염증을 실어 나르는 골칫덩어리로 전락합니다. 이때 몸은 염증으로 오염되고 몸의 반응이 둔해져 지치면서 우리의 성품이 신경질적으로 바뀝니다.

몸의 염증은 독보다 무서운 것입니다. 염증을 잘 배출하지 않으면 몸은 점점 썩어갑니다. 전문가들은 몸에서 가장 문제가 되는 것은 염증이라고 말합니다. 염증만 해결하면 치료가 빠르고 쉽게 회복되기 때문입니다. 염증이 남아 있는 한 치료했다고 말할 수 없습니다.

문제는 미세먼지가 계속 염증을 만들고 아무리 약을 써도 해결되지 않는다는 데 있습니다. 매일 미세먼지가 몸에 쌓이기 때문입니다.

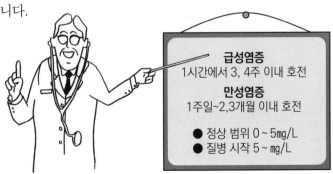

급성염증
1시간에서 3, 4주 이내 호전

만성염증
1주일~2,3개월 이내 호전

● 정상 범위 0 ~ 5mg/L
● 질병 시작 5 ~ mg/L

"

미세먼지에 대응하는 방법은
개개인이 찾아야 합니다.
이것이 가장 현명한 방법입니다.
정부의 미세먼지 대응책을 기다리다가는
그 전에 이미 병들어
심신이 망가지고 말 것이기 때문입니다.

"

제5장

미세먼지
Q&A

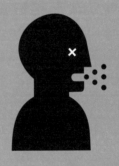

1 마스크를 사용하면 안전한가요?

매스컴에서 미세먼지 농도의 심각성을 예보하면 많은 사람이 마스크를 착용하고 외출합니다. 이제는 마스크를 감기에 걸렸을 때보다 미세먼지 차단 목적으로 더 애용하는 실정입니다. 그럼 마스크를 착용하면 미세먼지로부터 안전할까요?

결론부터 말하자면 모든 것을 안전하게 차단하는 것은 아니지만 큰 도움을 줍니다. 미세먼지 입자는 머리카락 단면의 17분의 1 사이즈로 매우 작습니다. 이는 피부로도 흡수되는 정도라 마스크가 100퍼센트 차단하지는 못합니다.

식약처에서는 마스크의 성능과 기능을 KF(Korea Filter)로 규정하고 있습니다. 그 KF 뒤에 표시한 숫자는 차단율을 의미합니다. 가령 KF94면 평균 $0.4\mu m$ 입자를 94퍼센트 차단한다는 것을 뜻합니다. 아직 KF100 제품은 없지만 94퍼센트 차단도 큰 도움을 줍니다. 만약 KF80이라면 이는 $0.6\mu m$ 크기의 입자를 80퍼센트 이상 걸러낼 수 있다는 얘기입니다.

그래서 마스크를 선택할 때는 인증인 KF를 꼭 확인하고 부직포로 만든 것을 사용하는 것이 좋습니다. 인공 석유화학 제품인 나일론은 오히려 독성물질이 나와 해롭기 때문입니다.

식약청 인증 마스크 등급 기준표

구분	기준			적용예시
	분집포집효율	안면부흡기저항	누설률	
KF80 등급	80%이상 (염화나트륨 시험)	$6.2\,mmH_2O$ 이하	25% 이하	황사 방지용
KF94 등급	94%이상 (염화나트륨 및 파라핀 오일 시험)	$7.2\,mmH_2O$ 이하	11% 이하	방역용

2 물을 마시면 도움이 되나요?

물은 우리 몸의 정화와 순환 기능을 돕습니다. 체내에는 평균 67퍼센트의 수분이 있는데 이것은 몸의 항상성 유지에 일등공신입니다. 인체 내에 미세먼지가 들어오면 가장 먼저 수분이 일을 합니다. 다시 말해 점막의 점액이 미세먼지가 안으로 유입되는 것을 막기 위해 흡착하는데, 이 점액의 90퍼센트가 수분입니다. 만약 수분이 부족하면 미세먼지의 1차 검열에 차질이 생기면서 몸은 비상 상태에 돌입합니다. 인체 감염은 미세먼지에 들러붙은 균으로 인해 시작되고 이는 여러 가지 질병의 원인으로 작용합니다.

몸에 수분이 부족한 사람은 풍족한 사람보다 미세먼지에 더 민감하고 쉽게 질병에 걸립니다. 그러므로 미세먼지를 배출하는 인체 기능을 돕기 위해서라도 물을 충분히 마셔야 합니다. 물은 자기 몸무게의 0.03퍼센트를 마셔야 하며 미세먼지가 심한 날은 더 마시는 것이 좋습니다. 하루 평균 약 2리터의 물을 마시되 가급적 따뜻한 물을 마시는 것이 바람직합니다. 찬물을 마시면 몸 안에서 이를 따뜻하게 데우기 위해 에너지를 소모하기 때문입니다. 이 에너지를 찬물로 낭비하지 말고 미세먼지 처리에 사용하게 해야 합니다. 녹차나 레몬, 오렌지, 유자 등을 우려낸 물을 마시면 더 좋습니다. 녹차의 카테킨 성분은 미세먼지 배출을 도울 뿐 아니라 미세먼지로 손상된 세포 복원이 용이하도록 돕는 기능도 있습니다. 미세먼지는 몸 안의 비타민 C를 많이 소모하게 만듭니다. 즉, 미세먼지는 몸을 산성화하는데 레몬, 오렌지, 유자 등은 체내에 풍부한 비타민 C를 공급해 미세먼지로부터 보호받게 해줍니다. 혹시 자신만의 방법이 있다면 무엇이든 물과 함께 마시는 것이 좋습니다. 이는 결국 물을 충분히 마시는 방법 중의 하나이기 때문입니다.

3　산소수를 마셔보려 합니다

　최근 산소수를 마셔 산소 부족을 해소하려는 사람들이 늘고 있습니다. 물속에는 용존산소(溶存酸素, Dissolved Oxygen)라 하여 산소가 녹아 있는데, 물고기가 숨을 쉬는 것은 이 용존산소 덕택입니다.

　만약 이 용존산소가 부족해지면 물은 썩고 오염됩니다. 대표적으로 녹조 현상도 용존산소 부족으로 발생하는 것입니다. 물속에는 여러 가지 미네랄이 들어 있지만 좋은 물을 평가하는 기준은 결국 산소의 양입니다. 산소가 풍부하면 물맛이 좋고 입자가 작아 부드럽게 목을 타고 넘어갑니다. 그리고 흡수율 역시 좋습니다. 실제로 장수촌의 물이 이런 형태를 띠고 있습니다.

　용존산소는 평균 7~10ppm이며 5ppm 이상이면 마시는 물로 괜찮습니다. 용존산소가 이보다 적으면 먹는 물로 적합지 않습니다.

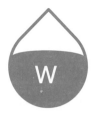

용존산소(溶存酸素)
Dissolved Oxygen

물에 녹아 있는 산소로
좋은 물의 기준점이다.
평균 7~10ppm

▼ 물의 입자 크기 비교(대략은 근사치)

물의 종류	물의 입자	물의 종류	물의 입자
게르마늄수	50	증류수	118
식물의 수액	68	빗물	119
장수촌	80	천연온수	122
생수	105	수돗물	129
지하수	105	우유	210

산소수를 다른 말로 게르마늄수라고 합니다. 게르마늄은 산소 입자 세 개를 끌어당겨 몸속에서 산소 대사를 이끕니다. 그리고 산소포화도를 30퍼센트까지 끌어올리기 때문에 산소가 부족한 사람에게 아주 좋습니다. 하지만 게르마늄은 희귀 원소로 전 세계에서 1년에 약 120톤만 추출되는 귀한 물질입니다. 실제로 금값보다 더 비싸게 거래되고 있지요.

이 게르마늄으로 산소수를 만들어 판매하는 곳도 있고 인위적으로 장치를 개발해 게르마늄수를 만드는 곳도 있습니다. 물론 가장 좋은 것은 자연에서 얻은 게르마늄수입니다. 만약 지하에서 끌어올린 물속에 게르마늄이 함유되어 있다면 그것이 가장 좋은 물입니다. 이는 자연이 만든 최고의 산소수입니다.

시중에는 그런 물이 거의 없고 또 있어도 가격이 매우 비싸서 부담이 적지 않습니다. 만약 건강을 위해 게르마늄수를 마시고 있다면 물을 이용해 산소를 충분히 보충하는 셈입니다.

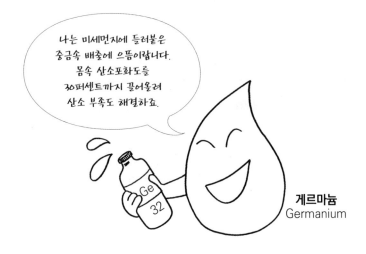

나는 미세먼지에 들러붙은 중금속 배출에 으뜸이랍니다. 몸속 산소포화도를 30퍼센트까지 끌어올려 산소 부족도 해결하죠.

게르마늄
Germanium

4   창문을 닫고 살면 되나요?

공기가 뿌옇게 흐려지면 미세먼지가 들어올까 두려워 창문을 닫고 사는 사람들이 많습니다. 그러나 일반 먼지는 입자가 커서 들어오지 못해도 미세먼지나 초미세먼지는 창문 틈 사이로 들어옵니다.

사실 미세먼지를 막겠다고 창문을 꽁꽁 닫으면 오히려 집 안의 공기 흐름이 막혀 탁해지고 맙니다. 창문은 평균 1시간에 한 번씩 열어 밖의 신선한 공기가 들어와 순환하게 해줘야 합니다.

집 안에는 보통 가전제품이 많습니다. 그곳에서 전류가 흘러나오고 환경호르몬 같은 여러 독성물질도 분비됩니다. 창문을 닫을 경우 오히려 이러한 1급 발암물질을 그대로 마시는 꼴이라 창문을 닫고 사는 것은 바람직하지 않습니다.

외출 시에는 창문을 닫고 돌아오면 창문을 열어 환기해야 합니다. 미세먼지가 심한 날은 창문을 닫는 대신 방의 온도를 낮추고 사용하지 않는 전기 플러그는 모두 뽑는 것이 좋습니다. 또 집 안을 자주 청소해 미세먼지를 제거해야 합니다. 가장 좋은 방법은 집 안에 미세먼지 제거용 공기청정기를 설치하는 것입니다.

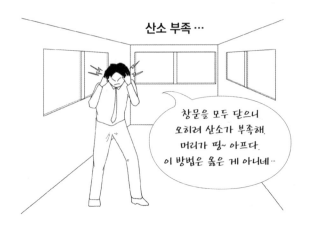

5 건강식품은 얼마나 도움을 줄까요?

건강식품을 섭취하는 목적은 건강 유지에 있습니다. 실제로 사람들은 대부분 건강을 계속 유지하기 위해 건강식품을 애용합니다. 건강식품은 영양 덩어리로 매일 부족한 영양을 채워주는 역할을 합니다.

만약 영양이 부족해지면 신진대사에 문제가 발생하는데, 여기에다 미세먼지까지 흡입될 경우 몸에 치명적인 영향을 미칩니다. 건강식품을 꾸준히 섭취하는 사람은 그렇지 않은 사람에 비해 같은 농도의 미세먼지를 흡입해도 쉽게 배출하고 세포의 방어 태세가 좋아 세포 내 유입을 저지합니다. 또 면역력도 높아 미세먼지를 쉽게 제거합니다.

미세먼지로부터 몸을 안전하게 지키는 방법 중 하나가 바로 건강식품 섭취입니다.

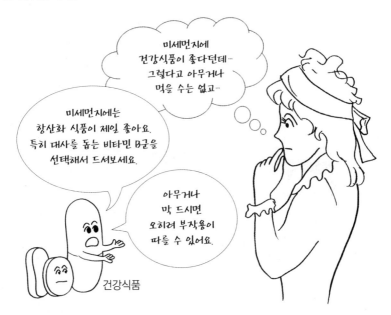

6　삼겹살을 먹으면 좋다던데?

　대한민국 사람들은 유행에 민감하고 대중 심리에 약합니다. 그래서 개개인의 특장점을 대중이나 사회, 타인의 경계선 아래에 두지요. 기업은 그 심리를 잘 이용해 사업 아이템으로 활용합니다. 그중 하나가 미세먼지에 삼겹살이 좋다는 인식입니다.

　삼겹살을 섭취하면 돼지의 지방이 체내로 들어옵니다. 지방은 차가운 성질로 체내 독성물질이나 미세먼지 같은 이물질을 저장하는 냉장고 역할을 합니다. 이것은 분명 지방의 역할이 맞지만 그렇다고 삼겹살의 지방이 그런 작용을 한다는 것은 바보 같은 생각입니다.

　흔히 삼겹살의 지방이 체내에서 미세먼지가 이리저리 돌아다니지 못하도록 저지할 거라 생각하지만 실제로는 그렇지 않습니다. 오히려 삼겹살의 지방은 몸의 순환을 방해합니다. 미세먼지가 이 지방에 들러붙어 혈전 생성의 주범으로 작용해 혈액순환장애를 일으키는 것입니다. 한마디로 미세먼지가 체내에서 더 나쁜 악질로 변하도록 만듭니다. 미세먼지를 제거하기 위해 삼겹살을 먹는다는 생각은 버려야 합니다. 그저 즐겁게 한 끼 식사를 즐기는 것뿐입니다.

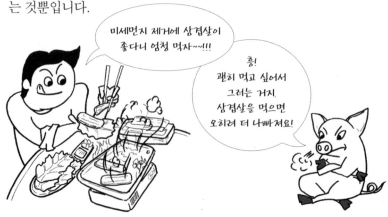

미세먼지 제거에 삼겹살이 좋다니 엄청 먹자~~!!!

흥! 괜히 먹고 싶어서 그러는 거지. 삼겹살을 먹으면 오히려 더 나빠져요!

7 몸에 좋다고 알려진 특정 음식을 섭취하면?

특정 음식이란 자연의 음식을 말하는데 이러한 음식은 미세먼지 제거에 도움을 줍니다. 자연의 음식은 몸을 보호하고 재생을 도우며 활력의 원동력으로 작용합니다. 이들 음식은 미세먼지로부터 몸을 보호하는 기능을 합니다.

특히 제철 음식을 섭취하십시오. 제철에 나는 자연의 음식에는 저마다 고유의 기능이 있습니다. 봄에는 신맛과 쓴맛이 몸의 기운을 돋아주고, 여름에는 단맛과 잎채소 및 과일이 에너지를 선사합니다. 가을에는 뿌리채소가 몸을 따뜻하게 해주며, 겨울에는 지방질 음식이 지방을 공급해 추운 겨울을 나게 합니다.

자연에서 나는 특정 음식을 섭취해 미세먼지로부터 몸을 보호하는 것은 지혜롭고 현명한 방법입니다. 어떤 음식은 간의 해독 작용을 돕고 또 어떤 음식은 이뇨 작용으로 독성물질을 배출합니다. 혈관을 청소해 미세먼지를 털어내도록 돕는 음식도 있습니다. 자연의 음식은 우리 몸에 이로움을 주는 경우가 많으므로 지혜롭게 활용할 필요가 있습니다.

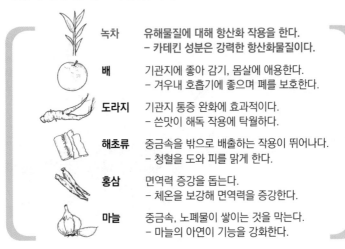

녹차 유해물질에 대해 항산화 작용을 한다.
– 카테킨 성분은 강력한 항산화물질이다.

배 기관지에 좋아 감기, 몸살에 애용한다.
– 겨우내 호흡기에 좋으며 폐를 보호한다.

도라지 기관지 통증 완화에 효과적이다.
– 쓴맛이 해독 작용에 탁월하다.

해초류 중금속을 밖으로 배출하는 작용이 뛰어나다.
– 청혈을 도와 피를 맑게 한다.

홍삼 면역력 증강을 돕는다.
– 체온을 보강해 면역력을 증강한다.

마늘 중금속, 노폐물이 쌓이는 것을 막는다.
– 마늘의 아연이 기능을 강화한다.

8   미세먼지 차단제를 바르면 어떨까요?

미세먼지가 극심해지면서 새로 떠오른 사업 분야가 바로 미세먼지 차단제입니다. 자외선 차단제(SPF-Sun Protection Factor)와 유사하게 미세먼지 차단제가 시장에 출시된 것입니다. 그렇지만 아직 미세먼지 차단제에 관한 규정이 없어서 어떤 제품을 사용하는 것이 좋은지 그 기준점이 모호합니다.

다만 자외선 차단제처럼 SPF가 높다고 좋은 건 아닙니다. 피부가 받아들이는 흡수력과 충격에는 한계가 있습니다. 가령 SPF가 50이면 실제로 피부도 민감하게 반응합니다. 즉, SPF가 높을 경우 피부를 무리하게 자극합니다. 이럴 때 만약 피부가 민감성이면 피부노화, 피부암, 건조, 피부염, 기미 등의 피부질환이 발생합니다. 이를 고려하면 SPF 15~25가 나으며 이러한 제품을 2~3회 발라주면 피부가 자극을 덜 받습니다.

미세먼지가 기승을 부리는 시대에 미세먼지 차단제를 꼭 발라야 한다면 그 수치가 피부에 안정적이고 부담을 덜 주는 제품으로 선택해야 합니다.

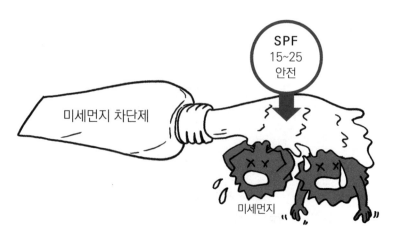

9 휴대용 산소캔은 정말 좋을까요?

미세먼지가 바꿔놓은 또 하나의 풍경은 산소캔 소비가 급증하고 있다는 것입니다. 얼마 전까지만 해도 산소를 캔에 담아 판다는 것을 납득하는 사람이 적었으나 이제는 다릅니다. 수험생의 뇌에 산소를 공급하거나 뇌질환자, 중증질환자, 비염 및 천식 환자를 위한 산소 공급을 넘어 미세먼지가 기승을 부릴 때 사용할 상비 물품으로 산소캔이 인기를 끌고 있는 것입니다.

실제로 옥션 쇼핑몰에서는 2017년 4월 8일부터 5월 7일까지 한 달간 산소캔 판매량이 무려 566퍼센트나 상승했습니다. 그러자 식약처는 2018년부터 산소캔을 의약외품으로 지정해 안전관리하겠다고 고시했습니다.

앞으로 미세먼지의 영향으로 산소캔 소비가 계속 급증할 전망입니다. 물론 아직까지는 공산품으로 판매되는 상황이라 안전관리가 미흡한 것이 사실입니다. 안전관리를 강화하면 미세먼지로 부족해진 산소를 캔으로 보충하는 방법이 큰 효과를 낼 것으로 보입니다.

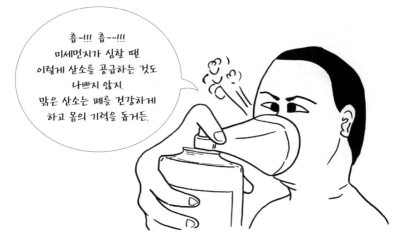

흡~!!! 흡~~!!!
미세먼지가 심할 때
이렇게 산소를 공급하는 것도
나쁘지 않지.
맑은 산소는 폐를 건강하게
하고 몸의 기력을 돕거든.

1 0 집 안에 공기청정기를 비치하려 합니다

아직까지 미세먼지의 공포에서 우리를 지켜주는 가장 큰 효자는 공기청정기입니다. 미세먼지는 아무리 닦고 쓸어도 집 안으로 끊임없이 밀려들어 옵니다. 미세먼지가 심한 날이면 그야말로 감당하기 힘들 지경입니다. 이럴 때 공기청정기는 좋은 대안입니다.

공기청정기는 저마다 기능이 다르고 성능에도 차이가 있습니다. 따라서 가성비를 잘 따져 구입해야 효과를 볼 수 있습니다. 특히 과장 광고의 유혹에 넘어가면 안 됩니다. TV에서 광고하는 대기업 제품이라고 해서 다 좋은 것도 아니고 비싸다고 성능이 뛰어난 것도 아닙니다. 오히려 광고비용을 투입하느라 질이 떨어질 수도 있습니다.

공기청정기 구입 조건

조건사항	참고사항
☐ 가격	천차만별인 가격대에서 납득할 만한 가격대를 고른다.
☐ 브랜드	광고하는 제품에는 광고비가 더해지므로 대기업 브랜드만 고집하지 마라.
☐ 디자인	실내용이라면 디자인을 고려하라. 지금은 디자인 시대다.
☐ 성능	국내에서 실험한 성능이 아니라 외국에서 입증한 성능을 반드시 체크하라.
☐ 후평	사용 후기를 다 믿지 마라. 스스로 점검하는 능력을 키워라.

공기청정기는 미세먼지뿐 아니라 포름알데히드 같은 환경호르몬과 곰팡이, 세균, 담배연기까지도 걸러내야 합니다. 환경부는 5대 실내 공기질 기준을 설정해 공기청정기가 이 기준을 넘어서야 한다고 강조하고 있습니다.

그런데 요즘 공기청정기 문제가 심심찮게 언론의 주목을 받고 있습니다. 2015년에 단종되긴 했지만 그 전까지 대기업이 만든 대부분의 공기청정기 항균필터에서 OIT 성분이 검출되기도 했습니다. OIT는 옥틸이소티아졸론으로 이것은 사회를 떠들썩하게 만든 가습기 살균제 성분입니다. 이는 호흡기질환과 비염의 주요 원인으로 아주 위험한 성분이며 지금은 모두 사용을 중단한 상태입니다. 기업에서는 안전한 필터를 사용한다고 광고하지만 또 어떤 새로운 성분이 나와서 세상을 놀라게 할지는 미지수입니다.

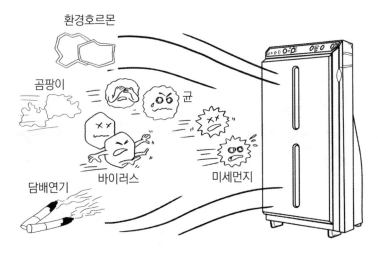

▲ 좋은 공기청정기는 0.01μm 정도의 미세한 먼지나 세균류를 집진(集塵)하고 체취와 담배냄새까지 탈취한다.

11 차량용 공기청정기는 좋을까요?

자동차에는 자체적으로 공기청정기가 설치되어 있습니다. 이 것은 실린더의 마모를 방지하고 소음을 억제하는 기능도 합니다. 한마디로 자동차의 안전 및 유지를 책임지는 핵심 장치입니다.

우리가 자동차 안에 있는 시간은 꽤 많지만 자동차의 내부 환경을 해결해주는 시설은 아직 부족한 실정입니다. 특히 겨울이나 비가 오는 날이면 대부분 창문을 닫고 운전을 합니다. 만약 새 차라면 차 안에서 나오는 환경호르몬이나 유독물질이 그대로 체내로 유입되고 맙니다.

또한 자동차의 실내 공기는 매우 탁하고 지저분합니다. 구석구석 먼지가 쌓여 있지만 대개는 바깥만 세차를 합니다. **따라서 자동차에 공기청정기를 설치하는 것은 건강을 위해 반드시 필요한 일입니다.** 특히 지금은 가족끼리 장거리 여행을 가거나 차 안에서 업무를 보는 일이 늘어나고 있으므로 가능하면 공기청정기를 설치하는 것이 바람직합니다.

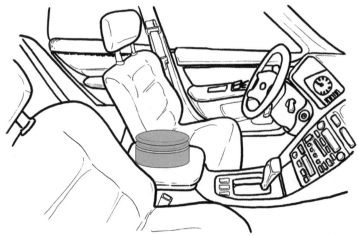

▲ 자동차 실내는 그야말로 오염 천국이다. 건강을 위해 차량용 공기청정기를 설치하는 것이 좋다.

미세먼지로부터 자유~

미세먼지로부터의 자유함은
정신적, 육체적, 사회적으로부터의
자유함을 말합니다.
건강과 행복은 스스로의 노력과
자세로부터 시작됩니다.
또한 더 나은 미래를 위해 모두가
노력해야 합니다.

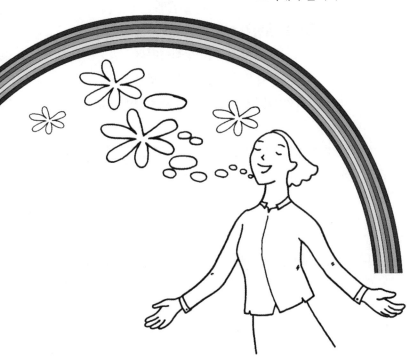

"

미세먼지가 질병에
관여하는 범위가 실로 광범위해지고 있습니다.
앞으로 대부분의 질병에서
미세먼지가 화두로 올라설 것입니다.
우리의 현명한 대처가 필요한 시점입니다.

"

제6장

미세먼지로
발생하는 질병들

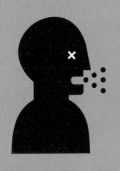

1 암

2016년 현재 한국에서 암으로 진단받은 사람은 모두 175만 2,427명으로 집계되었습니다. 1인당 진료비 지출액은 약 300만 원이며 전체 지출액은 2015년 4조 4,338억 원에서 약 20퍼센트 상승한 5조 2,176억 원입니다.

의학기술이 발달하고 의료진 역시 무수히 많은데 왜 암환자는 계속 해서 평균 2.9퍼센트씩 증가하는 것일까요? 의학기술은 결코 질병을 앞지를 수 없는 것일까요?

흥미롭게도 근래 미세먼지가 암과 관련이 있다는 연구 결과가 속속 나오고 있습니다. 체내로 유입된 미세먼지는 세포 속으로 들어가고 그렇게 유전자가 손상을 입으면 세포는 변질됩니다. 그리고 이것은 일정 시간이 흐른 뒤 암세포로 바뀝니다.

미세먼지가 늘어나면 늘어날수록 암도 더욱더 증가할 것입니다. 미세먼지로 인해 발생하는 의료비는 전적으로 국민의 세금입니다. 암환자가 증가하면 그 고통은 고스란히 국민이 떠안는 수밖에 없습니다.

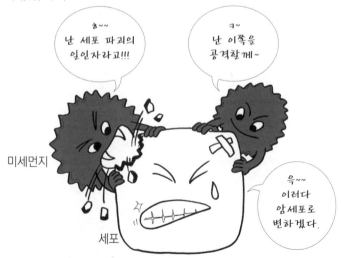

2 면역

자가면역질환이라 불리는 면역 이상 징후의 결과물이 미세먼지로 인해 더욱 두드러지는 현상입니다. 적당한 미세먼지는 면역을 강화시키지만 과도한 미세먼지는 면역을 미치광이로 만들어버립니다. 면역이 미치게 되면 몸을 공격하지요. 그리고 미세먼지로 상처 받은 면역은 오히려 몸에 암을 키우게 됩니다. 면역은 적당한 선에서 그 경계를 지키는 파수꾼이지만 근래 미세먼지가 면역을 너무 자극시켜 오히려 자가면역질환이 늘어나고 있는 추세입니다. 미세먼지가 많이 유입되면 면역은 증가와 함께 증강하게 됩니다. 미세먼지가 연골과 같은 부드러운 조직에 끼면 면역은 공격을 하게 되고 이때 연골도 같이 파괴되고 그래서 나오는 증세가 류마티즘(Rheumatism) 입니다. 앞으로 미세먼지로 자가면역질환자들이 속출할 것으로 보입니다.

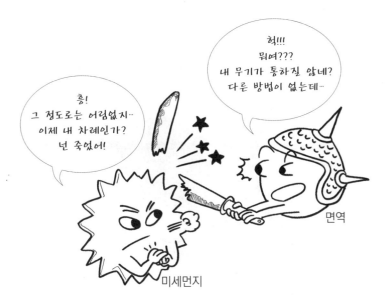

3 피부

피부는 우리 몸의 외부와 내부를 지켜주는 가장 큰 면적의 장기입니다. 피부의 가장 큰 역할은 우리 몸을 보호하는 것이며, 이 보호막이 사라지면 피부 속으로 이물질이 침투해 들어옵니다. 한데 그 이물질이 미세먼지라면 피부도 달리 도리가 없습니다.

피부는 균이나 바이러스 등과 싸워 우리 몸을 보호해줍니다. 그 역할을 하는 것이 표피의 랑게르한스(Langerhans) 세포인데 이곳이 무너지면 감염은 물론 피부가 괴사합니다.

호흡기와 함께 미세먼지를 가장 많이 접촉하는 부위가 바로 피부입니다. 그러다 보니 피부는 매일매일 미세먼지를 방어하느라 여념이 없습니다. 피부는 미세먼지가 체내로 들어가지 못하도록 방어하지만, 미세먼지가 너무 많으면 아무리 애를 써도 역부족입니다. 일단 피부 속으로 들어온 미세먼지는 온몸을 돌아다니며 인체를 괴롭힙니다.

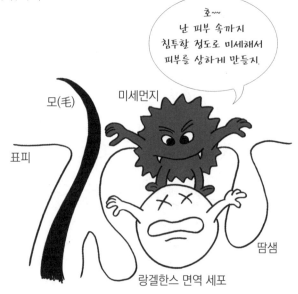

4 아토피

아토피의 어원은 '잘 모른다'는 것이지만 최근 의학 발달로 그 원인이 대부분 밝혀졌습니다. 그중 가장 강력한 원인을 몇 가지로 압축하면 다음과 같습니다.

아토피에 가장 큰 영향을 미치는 것은 바로 산소 결핍입니다. 산소가 부족하면 위산이 잘 만들어지지 않아 부족한 위산으로 이때 아토피가 생깁니다. 새집증후군과 환경호르몬도 커다란 영향을 미칩니다. 그리고 근래에 추가된 원인 중 하나가 바로 미세먼지입니다. 미세먼지가 아토피의 강력한 주범으로 급부상한 것입니다.

아토피는 선천적으로 타고나는 경우도 많습니다. 이것을 태열기라고 하는데 이는 자궁 속 양수에서 생활할 때부터 물려받은 질환입니다. 실제로 양수의 60퍼센트 이상은 오염되어 있습니다. 그 더러운 양수 속에서 건강한 아이가 태어나기를 바라는 것 자체가 어리석은 일일지도 모릅니다. 특히 임신부는 미세먼지의 영향을 최소화하도록 몸을 보호해야 하며 이는 새 생명을 위한 일이기도 합니다.

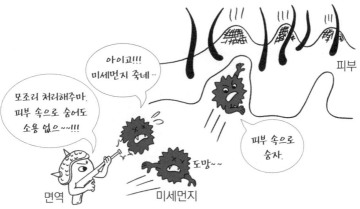

5 폐

'미세먼지' 하면 가장 먼저 떠오르는 장기가 폐입니다. 우리는 공기를 들이마셔야 살 수 있는 존재이고 걸러지지 않은 공기 속 미세먼지가 폐에 해를 끼치게 됩니다.

실제로 미세먼지는 호흡기질환의 주범입니다. 이것의 폐해는 조리할 때의 연기나 자동차 배기가스, 담배의 간접적인 피해보다 더 큽니다. 하루 중 조리하는 시간은 많지 않고 담배연기도 마음 만 먹으면 피할 수 있습니다. 하지만 대기 중의 미세먼지는 어쩔 도리가 없습니다. 숨을 쉬지 않을 수도 없고 밀폐된 장소에 가면 산수 부족 현상이 일어납니다.

미세먼지를 그대로 방치하면 영락없이 인체 내로 유입됩니다. 이것이 폐에 안착할 경우 폐질환의 원인으로 작용합니다. 한 조사 결과에 따르면 미세먼지로 인해 폐렴 치료자가 두 배 이상 증가했 고, 폐렴 관련 의료비도 연 122억 원이 더 늘어났다고 합니다. 미 세먼지는 폐렴 사망률을 높이고 폐농양, 폐결핵, 만성폐쇄성폐질 환, 천식, 기관지확장증, 간질성폐질환, 사르코이드증(다양한 백혈 구가 뭉쳐 염증 유발), 폐색전증, 폐혈관염, 폐종양, 폐암, 급성호흡 곤란증후군 등을 유발합니다.

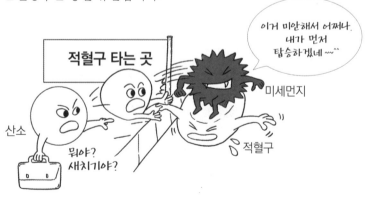

호흡은 생명의 연장선으로 기력이나 에너지 같은 말은 모두 폐와 연관이 있습니다. 폐가 망가지면 온몸의 기력이 쇠하고 아토피나 여러 증세가 나타납니다. 특히 미세먼지는 폐를 약하게 만드는 강력한 힘을 지니고 있습니다.

미세먼지가 폐로 유입되면 적혈구의 산소 공급은 물론 철(Fe)대사에도 영향을 미칩니다. 철은 에너지를 만드는 최종 산물로 철이 부족해지면 에너지가 잘 만들어지지 않아 온몸의 기력이 약해집니다. 그 결과 여러 호흡기질환이 다발성으로 나타납니다.

만약 미세먼지가 폐포(肺胞, Alveola)에 끼면 폐 기능이 멈추고 염증이 발생합니다. 이것이 더 진행될 경우 폐에 물이 생기는 흉수(胸水, Hydrothorax)가 나타납니다. 간이 망가지면 복수가 차고 폐가 망가지면 흉수가 발생하는 원리지요. 이미 호흡기질환 발생률 21퍼센트, 천식 환자 입원 확률이 13퍼센트 증가했는데 그 원인은 모두 미세먼지에 있습니다.

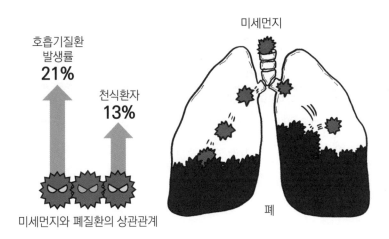

호흡기질환
발생률
21%

천식환자
13%

미세먼지

폐

미세먼지와 폐질환의 상관관계

6 비염

봄철만 되면 어김없이 알레르기성 비염으로 훌쩍거리는 사람들이 있습니다. 아름다운 꽃가루조차 꺼리게 만드는 비염의 고통은 직접 겪어보지 않으면 이해하기가 힘들다고 합니다. 비염은 면역 과잉 반응으로 외부물질에 민감하게 반응하는 자가면역질환입니다. 그 처방은 대부분 면역을 떨어뜨리는 쪽으로 향해 있습니다.

문제는 최근 미세먼지로 인한 비염이 증가한다는 데 있습니다. 미세먼지는 꽃가루보다 더 작고 독성물질이 들러붙어 있어 비강(鼻腔)에서 더 민감하게 반응합니다.

호흡기관 중에서 외부와 내부의 통로로 가장 중요한 부위에 속하는 비강은 냄새를 잘 맡습니다. 비강이 냄새를 뇌에 전달하면 뇌는 몸을 움직여 그 냄새를 피하라거나 인체에 나쁘지 않으니 그냥 있으라는 등의 인지 능력 신호를 보냅니다.

우리가 미세먼지를 계속 흡입하면 몸은 면역을 비강으로 보내 대비 태세를 갖추는데, 이때 면역 과잉 반응이 일어납니다. 지금까지 비염 환자는 봄철만 넘기면 남은 계절을 그럭저럭 편안하게 보낼 수 있다는 안도감이 있었으나 미세먼지 등장으로 그런 호시절은 지나갔습니다. 계절을 불문하고 나타나는 미세먼지는 사시사철 비염환자들을 괴롭히고 있습니다.

그렇다고 약에 의존하는 시간이 길어지면 약 의존도가 높아져 면역을 더욱 악화하는 악순환의 고리가 만들어집니다. 이 경우 약이 없으면 견디기 어렵고 즐거워야 할 삶이 반대로 고통스러워집니다.

7 기관지(천식)

기관지에는 많은 연골(물렁뼈)이 있는데 이 연골이 기관지 활동에 따른 수축 및 이완에서 가장 큰 역할을 합니다. 우리가 매일 사용하는 목은 5~7킬로그램의 머리를 지탱하고 있습니다. 이 무게를 받치는 경추(목뼈)의 중심을 유도하는 것이 연골입니다. 따라서 연골 건강은 곧 둔부 건강과 직결됩니다.

기관지는 폐로 들어가는 관문으로 호흡으로 들어온 산소가 폐포까지 도달하는 통로이기도 합니다. 이러한 기관지에 질병을 유발하는 대표적인 원인은 담배입니다. 사실 기관지는 담배를 피우고 내뿜는 사이에도 손상을 입습니다. 특히 담배연기는 부드럽고 연한 물렁뼈에 흡착되어 기관지염을 일으키기도 하고 심하면 천식을 유발합니다.

천식은 기관지 근육이 좁아지면서 호흡 곤란이 일어나 끊임없이 기침을 하는 질환입니다. 이는 기침으로 기관지의 노폐물을 밖으로 내보내려는 반응이지요. 다시 말해 담배연기나 미세먼지가 폐포에서 산소와 이산화탄소의 원활한 교환을 방해하면 면역 반응에 따른 알레르기 증상으로 나타나는 현상입니다.

이물질이 계속 유입되어 기관지에 들러붙으면 기관지 통로가 좁아집니다. 그렇게 좁아진 기관지에는 염증이 발생하는데 이것이 기관지염입니다. 이 경우 숨소리가 거칠어지고 약해진 기관지 탓에 머리가 제자리를 잘 잡지 못해 머리에도 통증이 일어납니다.

미세먼지는 기관지에 치명적입니다. 미세먼지가 기관지염이나 천식, 폐렴을 부채질하기 때문입니다.

8 간

간은 인체 내에서 가장 큰 해독기관입니다. 일반 장기는 단 하나의 동맥을 받고 정맥으로 흘려보내지만 간은 간동맥과 간문맥이라는 두 혈관을 받습니다. 그래서 몸 안의 30퍼센트에 해당하는 혈류를 받아 해독하고 청소하는 역할을 맡습니다.

우리가 매일 피곤하게 일해도 잠을 자고 나면 피로가 풀리는 것은 모두 간 덕택입니다. 과거에 비해 더 많은 일을 하고 스트레스 환경에 노출된 현대인의 간은 피로도가 굉장히 높습니다. 이 상태에서 미세먼지의 공습까지 받으면 간은 더 지칠 수밖에 없습니다.

미세먼지가 체내로 유입되면 그것은 거의 다 간이 처리합니다. 하루가 멀다 하고 체내로 들어오는 미세먼지는 간에 부담을 떠안기며 심지어 혹사시킵니다. 여기에다 단순한 미세먼지가 아니라 오염되고 중금속으로 범벅이 된 미세먼지를 처리하는 일은 여간 골칫거리가 아닙니다.

이러한 중금속을 처리하지 못해 간에 쌓이면 간은 여러 가지 효소 분비는 물론 해독 능력을 잃어버립니다. 간이 제 역할을 하지 못할 경우 몸은 정상적인 균형을 잃고 결국 우리는 온갖 질병에 시달리게 됩니다.

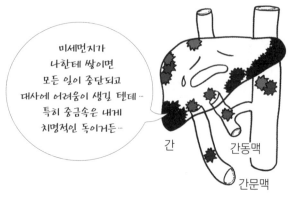

미세먼지가 나한테 쌓이면 모든 일이 중단되고 대사에 어려움이 생길 텐데… 특히 중금속은 내게 치명적인 독이거든…

간   간동맥

간문맥

9 눈

눈은 세상의 아름다움을 보게 하는 창(窓)입니다. 그런데 대한민국은 현재 미세먼지 국가라는 오명을 뒤집어쓸 처지에 놓여 있습니다. 피부처럼 외부에 노출되어 있는 눈은 미세먼지에 상당히 취약합니다.

일단 미세먼지가 발생하면 호흡기는 마스크나 산소캔, 공기청정기 등으로 대비하지만 눈을 보호할 수 있는 장치나 방법은 없습니다. 그렇다고 장님처럼 눈을 감고 생활할 수는 없는 노릇입니다.

눈이 외부의 자극으로부터 내부를 보호하기 위해 매일 깜박이는 횟수는 약 1만 1,000번 이상이라고 합니다. 이때 가장 많이 소모되는 것이 비타민 C입니다.

미세먼지는 눈에 많은 자극을 주고 우리는 눈에 들어오는 미세먼지를 닦아내기 위해 더 많이 깜빡여야 합니다. 이것은 눈의 피로도를 높이며 눈의 노화를 촉진하는 한 원인이기도 합니다. 이미 미세먼지 탓에 안구질환자가 크게 늘어나고 있습니다.

미세먼지는 안구건조증을 비롯해 백내장, 녹내장을 일으키는 원인입니다. 눈 건강을 잃으면 삶의 모든 것을 잃지만 현재로서는 달리 방법이 없습니다. 눈의 피로도를 낮추려면 수면을 취하거나 눈을 감고 피로를 풀어주는 것이 좋습니다. 눈에 좋은 식품을 섭취하는 것도 권장합니다.

10 뇌질환

　일반 장기는 손상되어도 치료가 가능하고 회복도 빠르며 근접해서 시술하기도 쉽습니다. 반면 뇌 손상을 치료하는 것은 다른 장기에 비해 상당히 까다롭습니다.

　뇌는 우리 몸 전체를 움직이는 핵심입니다. 결국 뇌가 고장 나는 것은 온몸이 마비되는 것과 같습니다. 그런데 안타깝게도 미세먼지가 뇌에 치명적 질병을 일으키는 물질로 밝혀졌습니다.

　호흡기를 통해 체내로 유입된 미세먼지는 폐에서 적혈구와 결합해 혈관의 혈류를 타고 심장으로 이동합니다. 그리고 심장은 펌프질로 뇌에 혈액과 함께 미세먼지를 전달합니다. 이것은 먼저 뇌로 전달되는 혈관벽에 들러붙어 혈전을 만듭니다. 그중 뇌에 도달한 미세먼지는 뇌세포 손상을 일으켜 뇌졸중이나 치매를 유발합니다. 그뿐 아니라 발작증과 불안증을 드러내 '가족의 멍에'라 불리는 뇌전증(腦電症, Epilepsy, 간질[間質]이라고도 함)을 일으키기도 합니다. 요즘 정신분열증이라 불리며 사회적 관심을 끄는 조현병(調絃病, Schizophrenia) 역시 미세먼지의 영향을 염두에 두고 연구를 진행해볼 필요가 있습니다.

미세먼지와 뇌 질환

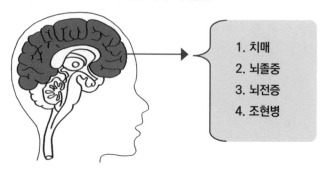

1. 치매
2. 뇌졸중
3. 뇌전증
4. 조현병

11 대사성 질환

대사란 외부에서 섭취한 음식물을 기반으로 생명 연장을 위해 체내에서 작용하는 화학적 반응을 말합니다. 즉, 음식물의 분해, 이동, 저장, 배출이 모두 신진대사에 속합니다. 이것이 이뤄지지 않으면 대사증후군이라 불리는 대사성 질환(代謝性疾患/Metabolic Disease)에 걸리고 맙니다.

대사 과정은 세포에 필요한 영양을 공급하기 위한 것이므로 반드시 잘 분해하고 깨끗한 상태로 이뤄져야 합니다. 이는 갓난아기에게 먹일 음식을 정성스럽게 만드는 과정과 같습니다.

만약 이 영양 덩어리에 미세먼지가 잔뜩 묻어 있으면 정리하는 과정이 매우 힘들어집니다. 다시 말해 과정이 더욱 복잡해지면서 시간이 걸립니다. 이 경우 대사에 문제가 발생하면서 대사성 질환에 걸리기 쉬운 상태에 놓입니다.

지금까지 대사성 질환의 적은 과식과 비만이었으나 이제 미세먼지라는 새로운 적을 만나게 되었습니다. 미세먼지가 대사증후군의 새로운 원인으로 떠오른 것입니다.

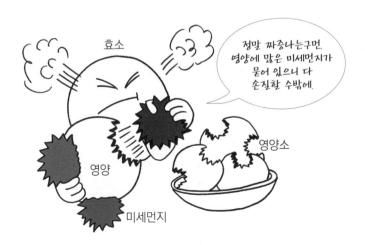

효소

영양

미세먼지

영양소

정말 짜증나는구먼. 영양에 많은 미세먼지가 묻어 있으니 다 손질할 수밖에.

12 심장질환

미세먼지의 직접적인 영향 아래에 있는 장기가 바로 심장입니다. 미세먼지는 체내 항상성을 깨뜨리는데 이는 산-알칼리의 균형으로 수소이온농도(pH)라고 부릅니다. 우리 몸은 7.4 정도의 약알칼리 균형을 유지하기 위해 늘 분주하게 움직입니다. 많은 사람이 항산화 음식을 찾아 섭취하는 것도 몸의 산성화를 막기 위해서입니다.

또한 몸에 항산화물질이 부족하면 많은 활성산소가 생성되는데, 이것이 대부분의 질병을 초래한다는 연구 결과가 아주 많습니다. 그 대표적인 질병이 암, 당뇨, 아토피, 심혈관질환입니다.

미세먼지는 몸을 산성으로 이끄는 아주 나쁜 물질입니다. 미세먼지가 유입되면 우리 몸은 그것이 세포 속으로 들어가면 안 될 물질임을 알아차리고 재빨리 밖으로 배출하고자 혈관을 통해 이동시킵니다. 그러나 미세먼지는 혈액에 착 달라붙어 떨어지지 않으려고 합니다. 결국 혈액에 많은 미세먼지가 쌓이면서 유속(流速, 입자의 속도. 단위 m/s)이 느려지고 더 많은 미세먼지가 혈관벽에 달라붙습니다. 이것이 전체 혈액순환 흐름에 영향을 주면서 정체가 일어나고 결국 산성화를 일으킵니다.

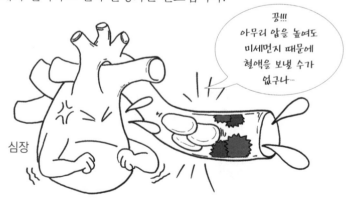

꿍!!!
아무리 압을 높여도 미세먼지 때문에 혈액을 보낼 수가 없구나…

심장

혈액이 산성화하면 몸이 독성으로 기울고 감염에 취약해 지기 때문에 뇌의 시상하부는 즉각 부갑상선에 파라토르몬 (Parathormone, 부갑상선 호르몬) 호르몬을 분비하도록 지시합니다. 이 호르몬은 뼈에 저장된 칼슘을 방출해 산-알칼리 균형을 맞추기 위해 일합니다.

문제는 이러한 칼슘 중 일부가 나쁜 지질, 영양, 백혈구, 찌꺼기와 엉켜 혈전을 키운다는 데 있습니다. 많은 사람이 뼈에 좋다고 칼슘제를 섭취하는데 나쁜 칼슘제는 오히려 흡수되지 않아 혈전의 원인이 되기도 합니다.

이것이 혈관이 아니라 심장에 쌓이면 문제는 더 커집니다. 특히 심장을 감싸고 있는 관상동맥에 쌓일 경우 심장을 조이는 협심증을 유발하며, 이때 큰 스트레스를 받으면 쓰러지고 맙니다. 현재 미세먼지 탓에 부정맥이라 불리는 심장증세도 새롭게 부상하고 있습니다.

미세먼지는 흡착력이 좋아 일단 몸 안으로 들어오면 좀처럼 빠져나가지 않고 몸을 어지럽히는 악동 중의 악동입니다. 무엇보다 심장을 가장 크게 타격해 아프게 합니다.

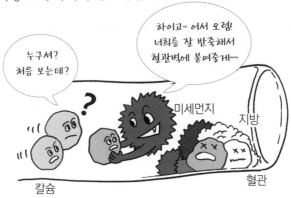

13 골다공증

　뼈(골격)는 인체를 지탱하는 버팀목입니다. 뼈가 부실해지면 몸을 가누거나 제대로 움직이기가 힘들어집니다. 가령 허리뼈 하나만 고장 나도 병실 침대에서 벗어나기 어렵습니다. 직립보행은 뼈의 튼실함과 건강이 뒷받침해줄 때나 가능한 일입니다.

　오랫동안 병을 앓거나 몸이 약해 시름시름 앓는 것을 두고 '골골하다'라고 표현하는 것도 뼈가 병들어 있음을 의미합니다. 심한 스트레스를 받았을 때 치아가 흔들리거나 뽑히는 것도 스트레스가 뼈에 악영향을 끼쳤기 때문입니다.

　이처럼 중요한 뼈는 우리 몸에서 세포, 면역, 혈액 생산이라는 세 가지 역할을 맡습니다. 뼈에 문제가 생기면 이러한 재생 능력이 떨어져 부실한 생산품이 만들어지면서 몸이 병들게 됩니다.

　미세먼지 역시 뼈에 나쁜 영향을 미칩니다. 심장에서 영양을 받아야 하는 뼈는 미세먼지가 흡착되면 제대로 된 생산품을 만들 수 없습니다. 이 경우 뼈는 혹사당하면서 칼슘이 빠져나가 골다공증의 위험에 노출됩니다. 이처럼 미세먼지가 뼈에 끼치는 폐해는 굉장히 큽니다.

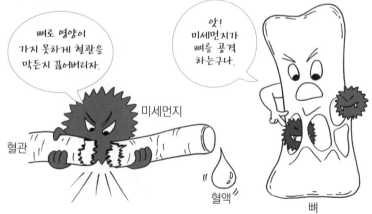

14 관절염

우리 몸은 연골이 건강해야 지탱할 수 있습니다. 연골은 뼈와 뼈 사이의 충격을 완화하고 흡수하는 역할을 하는데, 이것은 윤활유 같은 활액(滑液, Synovial Fluid)으로 둘러싸여 있습니다.

이러한 연골은 부드러운 조직으로 대부분 지질과 수분으로 구성되어 있습니다. 몸 안에 들어온 미세먼지가 온몸을 떠돌다가 가장 많이 쌓이는 곳이 연골입니다. 다른 곳보다 매끄럽고 흡착력이 좋아 연골에 모여드는 것입니다.

이 경우 미세먼지 찌꺼기 때문에 관절이 제 기능을 수행하기가 어렵습니다. 또한 쉽게 마모가 일어납니다. 연골 마모는 퇴행성관절염으로 진행되는데, 여기에다 미세먼지 찌꺼기를 제거하기 위한 면역의 과잉 대응이 일어나면 류머티즘관절염이 발생합니다.

앞으로 관절질환 원인의 우선순위에 미세먼지가 오를지도 모릅니다. 관절에 질병이 생기면 통증과 함께 다리가 벌어지면서 정상적인 보행이 어려워집니다. 이제는 미세먼지가 보행조차 어렵게 만드는 셈입니다.

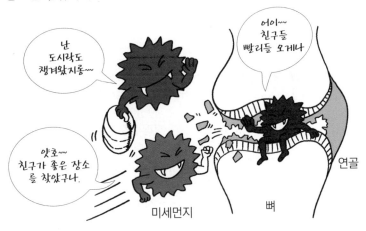

15 태아

　질병은 크게 선천성과 후천성으로 구분합니다. 대부분의 질병이 후천성이지만 선천적 질환을 안고 태어나는 사람도 꽤 많습니다. 그러나 선천적 결함에 속하는 유전병도 후천적으로 잘 관리하면 건강한 삶을 영위할 수 있습니다.

　문제는 유전적 질환은 아니지만 태아 때부터 미세먼지로 질병을 안고 태어나는 경우입니다. 임신을 하면 임신부는 장장 10개월 동안 태아를 보호해야 합니다. 그런데 그 10개월 동안 많은 날을 미세먼지에 노출되면 그것이 태아에 영향을 줄 수밖에 없습니다.

　미세먼지는 태아 성장기에 허벅지 혹은 머리 성장을 둔화시키거나 뇌 발달을 떨어뜨려 미숙아로 출생할 위험을 높입니다. 이렇게 태어난 아이는 남은 인생을 고통과 싸워야 하는 불행을 떠안습니다.

　따라서 임신부는 태어날 아이를 위해 각별히 건강에 신경 써야 합니다. 특히 미세먼지에 최대한 덜 노출되도록 온갖 조치를 강구해야 합니다. 아이가 질병을 안고 태어나면 집 안에 어두운 그림자가 드리워지고 맙니다.

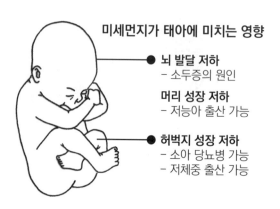

미세먼지가 태아에 미치는 영향

● **뇌 발달 저하**
　– 소두증의 원인

머리 성장 저하
　– 저능아 출산 가능

● **허벅지 성장 저하**
　– 소아 당뇨병 가능
　– 저체중 출산 가능

16 자궁

자궁은 자손 번창을 담당하는 기관이자 여성 건강의 핵심 부위입니다. 이러한 자궁은 인체의 정중앙에 위치해 있으며 외부와 내부의 비밀 통로로, 이곳에 문제가 발생하면 몸은 이미 병든 상태라고 봐야 합니다.

그런데 그토록 중요한 자궁이 미세먼지의 공격을 받고 있습니다. 미세먼지가 혈류를 타고 자궁에 도달하면 생리불순이나 심한 통증이 발생합니다. 또 자궁의 체온을 떨어뜨리면서 냉증이나 물혹을 넘어 자궁질환을 일으킵니다.

자궁과 질은 흡착력이 강한 조직으로 외부에서 받기를 좋아하는 생리적 기능이 있습니다. 그렇지만 자궁은 거의 완벽하게 외부와 차단되어 외부에서의 미세먼지 흡입이 불가능합니다. 다만 호흡기로 들어온 미세먼지의 영향까지 차단하지는 못합니다. 이것이 임신 중에 순환장애를 일으키면 태아의 영양 공급이 방해를 받아 문제가 커집니다.

앞으로 미세먼지 탓에 여성질환의 발생 빈도가 높아질 가능성이 큽니다. 여성은 남성보다 지방 비율이 약 5퍼센트 더 높아서 미세먼지가 들어오면 더욱더 나쁜 영향을 받고 배출 능력도 더 떨어집니다. 한마디로 미세먼지는 여성에게 더 치명적입니다.

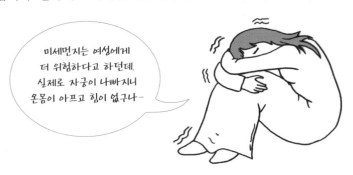

미세먼지는 여성에게 더 위험하다고 하던데, 실제로 자궁이 나빠지니 온몸이 아프고 힘이 없구나…

17 성조숙증

성조숙증의 원인은 샴푸의 내용물, 과도한 지방질 섭취, 우유·과자·초콜릿 섭취 등 매우 다양하며 근래에는 미세먼지도 큰 영향을 끼치는 것으로 나타났습니다. 미세먼지가 들어오면 인체는 이것을 쓰레기로 보고 배출하거나 활동을 저해할 목적으로 지방으로 감쌉니다. 이때 이 지방의 흐름과 저장은 여성호르몬인 에스트로겐이 담당합니다.

만약 미세먼지가 과도하게 들어오면 더 많은 에스트로겐이 분비됩니다. 한데 에스트로겐은 미세먼지뿐 아니라 성장에도 깊이 관여하기 때문에 성조숙증에 영향을 미칩니다. 이 경우 어린 나이에 성에 일찍 눈을 뜨고 성에 집착하는 경향을 보입니다.

실제로 젖소가 젖을 많이 분비하도록 사료에 여성호르몬 계열을 혼합해서 먹이고 있습니다. 그 젖으로 만든 우유를 우리가 섭취하면 여성호르몬 과잉 섭취 및 분비를 유도해 성조숙증으로 발달하기도 합니다. 나아가 그 우유는 과자, 초콜릿, 커피의 혼합 원료로 사용하고 있으며 그 밖에도 많은 음식에 들어갑니다.

여기에 미세먼지까지 가세에 여성호르몬 분비를 촉진하는 상황입니다. 앞으로 미세먼지 농도와 강도가 심화되면서 성조숙증 환자나 동성애자가 많이 늘어날 것으로 보입니다. 성 자유가 일반화하는 시점에 이것은 하나의 논란거리이기도 하지만 아무튼 미세먼지는 문제를 더욱더 부추기고 있습니다.

18 정력 감퇴

나이가 들면서 정력이 감퇴하는 것은 자연스런 현상입니다. 이는 늙은 몸으로는 건강한 자손을 낳을 수 없음을 암시하는 몸의 생리 반응입니다.

하지만 40대의 젊은 나이에 정력이 감퇴한다면 이는 문제라고 할 수 있습니다. 정력은 자손 번성을 비롯해 삶의 커다란 부분을 차지하기 때문입니다. 남성에게 정력은 자신감의 근원입니다. 사회적으로 아무리 잘나도 정력이 감퇴하면 자신감이 떨어집니다.

미세먼지와 정력 감퇴는 깊은 관계가 있습니다. 정력은 곧 원활한 혈액순환으로 혈액순환이 잘 이뤄지지 않으면 정력은 떨어집니다. 또한 혈액순환은 영양과 산소 공급을 의미합니다. 산소 공급이 정력을 뒷받침하기 때문입니다.

문제는 미세먼지가 이 두 가지를 저해한다는 사실입니다. 공기 중의 산소보다 친화력이 좋은 미세먼지는 산소를 차단하고 영양 공급을 방해해 정력을 떨어뜨립니다. 이제 미세먼지가 인류의 번영과 번성까지 침해하는 상황에 이른 것입니다.

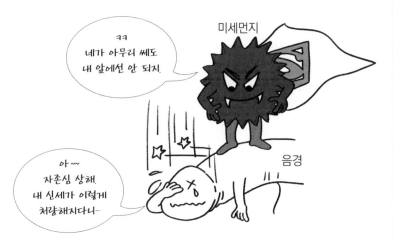

담배보다 해로운 **미세먼지**

1판 1쇄 찍음 2017년 7월 25일
1판 2쇄 펴냄 2019년 4월 10일

지 은 이 홍동주
펴 낸 이 배동선
　　　　　마케팅부/최진균
　　　　　총무부/허선아
펴 낸 곳 아름다운사회
출판등록 2008년 1월 15일
등록번호 제2008-1738호
주　　소 서울특별시 강동구 성내로 16, 3층 303호(성내동, 동해빌딩)
대표전화 (02)479-0023
팩　　스 (02)479-0537
E-mail assabooks@naver.com

ISBN : 978-89-5793-194-3 03510
값 7,500원

잘못된 책은 교환해 드립니다.